인생이 달라지는 백회개혈 뇌 운동요법

브레인 힐링 에너지

한국평생교육원

한국평생교육원은 행복한 성공을 간절히 원하고
구체적으로 상상하며, 열정적으로 재미있게 배우며
긍정적인 비전을 선언하는 이들이 보는 책을 만듭니다

인생이 달라지는 백회개혈 뇌 운동요법

브레인 힐링 에너지

초판 1쇄 인쇄 · 2017년 3월 22일
초판 1쇄 발행 · 2017년 3월 27일

지은이 · 유봉환
발행인 · 유광선
발행처 · 한국평생교육원
편 집 · 장운갑
디자인 · 이종헌

주 소 · (대전) 대전광역시 서구 계룡로 624 6층
            (서울) 서울시 서초구 서초중앙로 41 대성빌딩 4층
전 화 · (대전) 042-533-9333 / (서울) 02-597-2228
팩 스 · (대전) 0505-403-3331 / (서울) 02-597-2229

등록번호 · 제2015-30호
이메일 · klec2228@gmail.com

ISBN 979-11-955855-9-5 (13510)
책값은 책표지 뒤에 있습니다.
잘못되거나 파본된 책은 구입하신 서점에서 교환해 드립니다.

이 도서의 국립중앙도서관 출판예정도서목록(CIP)은 서지정보유통지원시스템 홈페이지
(http://seoji.nl.go.kr)와 국가자료공동목록시스템(http://www.nl.go.kr/kolisnet)에서 이
용하실 수 있습니다.(CIP제어번호: CIP2017006085)

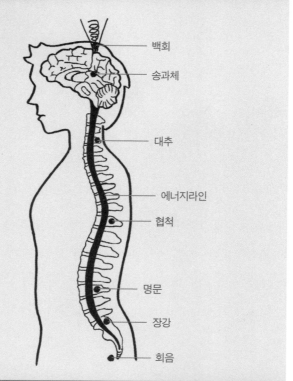

백회
송과체
대추
에너지라인
협척
명문
장강
회음

인생이 달라지는 백회개혈 뇌 운동요법

브레인 힐링 에너지
Brain Healing Energy

유봉환 지음

한국평생교육원

필자는 오랜 직장생활을 하던 중 뇌와 마음, 몸의 건강과 자연 치유에 대해서 20년 동안 각종 의학서적과 과학적인 뇌과학, 에너지 의학, 양자물리학, 동양의학과, 두개천골요법, 간뇌학을 독학으로 연구하고 통섭하여 브레인 힐링 에너지 요법과 퀀텀에너지 힐링법을 창안하여 자연 치유에 대한 이론과 수련법을 만들었다.

브레인 힐링 에너지 요법은 우주의 살아 있는 양자 에너지를 뇌의 상상력과 집중력으로 정수리의 백회혈을 개혈하여 신체에 흡수하고 척추선의 세슘관을 활성화시켜 인체경락의 에너지 충전과 면역력을 강화시키고, 뇌졸중과 치매를 예방하여 뇌를 자연치유하는 에너지 요법이다.

그리고 퀀텀에너지 힐링법은 우주의 살아 있는 양자 에너지를 정수리의 백회혈을 개혈開穴하여 신체에 흡수하고 대뇌 및 간뇌의 에너지를 충전하여 인체의 14경락으로 에너지를 순환시켜 신체를 자연치유하는 수련법을 말한다.

브레인 힐링 에너지 요법과 퀀텀에너지 힐링법으로 중풍환자, 난치병인 통풍, 만성두통, 척추측만, 우울증, 반신불수 환자가 재활치유 및 자연 치유가 되었다. 그리하여 필자는 이러한 임상치유경험으로 2007

년에 강남에 위치한 아시아코치센터에서 1년 동안 퀀텀에너지코칭이라는 프로그램으로 강의를 했고, 2011년에는 동방대학교대학원 문화교육원에서 자연치유최고과정 강사로서 2년 동안 브레인 힐링 에너지 요법과 퀀텀에너지 힐링 요법을 강의하여 자연치유사를 배출시켰다.

이후 과학적 접근 수련방법으로 정수리의 백회를 개혈하는 자연치유 브레인 힐링 에너지 요법과 퀀텀에너지 힐링 요법을 집중적으로 연구서술하게 되었고, 우주의 자연적인 생기生氣로 건강을 회복시킬 수 있는 건강법을 독자 여러분에게 소개하게 되었다.

마지막으로 이 책을 저술하게 인도하신 하나님께 영광을 돌리며 지금까지 필자를 위해서 항상 기도해주시는 교회의 목사님과 성도들, 그리고 사랑스러운 아내와 자녀들에 감사를 드리고, 퀀텀에너지 힐링 요법 수련으로 중풍, 난치병 및 뇌질환, 반신불수 환자들이 자연치유가 일어나기를 두 손 모아 기도드린다.

유봉환

제1장

인체의
에너지 시스템
인식하기

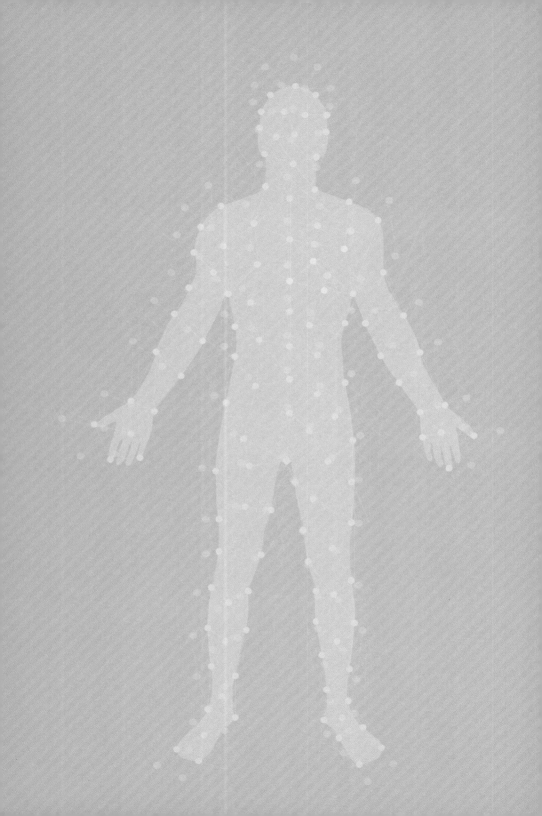

①
심신의 감각을 살려 인체의
경락^{經絡}시스템을 가동시켜라

사 람의 몸인 피부에는 우주에 가득 찬 생체 에너지氣를 교류하는
열린 문들을 가지고 있다. 그것을 한의학으로 경혈經穴이라고
한다. 즉 "에너지 파동을 받아들이는 구멍"이라는 뜻이다. 이러한 혈들
이 약 360여 개 정도 있다.

몸이 아파서 한의원에 찾아가면 "혈穴이 막혀서 기혈순환이 안 된
다." 또 "기가 막혔다."는 말을 한다. 바로 혈이 잘 열려야 온몸에서 혈
액순환이 잘 이루어지고 건강해지는 것이다.

한방에서는 건강 원리로 심기혈정心氣血精의 원리를 말하는데 이것은
마음心이 가는 대로 에너지氣가 전달되고 에너지가 가는 대로 혈血이
돌며, 혈이 모여서 힘精이 생긴다는 뜻이다. 즉 몸과 마음이 하나로 일
치될 때 우리 몸에는 강력한 에너지장이 형성된다.

보이지 않는 우주의 에너지 파동을 느끼려면 심기혈정의 원리로 몸

과 마음을 하나로 일치시켜 인체의 경혈 경락 시스템(생체 에너지 순환로)을 가동시켜야 된다.

원래 우리에게는 보이지 않는 마음과 기운을 느끼고 교류할 수 있는 감각이 있지만 보이지 않는 세계를 인정하지 않으려는 관념 때문에 거의 그 감각感覺을 잃어버리고 말았다.

물질세계가 발달하다 보니 보이는 세계에 현혹되어 물질을 창조해 낸 근본인 의식세계를 안타깝게 잃어버린 것이다.

그 증거로 어린아이 탄생과 성장의 비밀이 있다. 어린아이들은 온몸에 혈穴들이 열려 피부호흡을 하기 때문에 많은 생체 에너지를 충전한다. 그뿐 아니라 정수리에 있는 백회百會라는 경혈로도 호흡을 하고 있다. 이를 일명 숨골이라고 한다.

이렇게 어린아이는 코로만 숨을 쉬는 것이 아니라 온몸 전체 피부 세포에 있는 인체 경락 시스템(생체 에너지 순환로)을 가동시켜 에너지를 흡수하고 있다. 그래서 어린아이들은 기운이 온몸에 충전되어 있어 마음껏 뛰어놀아도 지칠 줄 모른다.

그러므로 우리도 어린아이와 같이 피부 세포에 있는 경혈經穴들을 호흡과 정신(의식) 집중으로 정수리에 있는 백회혈과 양손에 있는 장심혈, 그리고 양쪽 발밑에 있는 용천혈을 개혈開穴하고, 우리 온몸에 있는 경혈과 경락을 가동시켜 우주에 살아 있는 생기生氣를 마음껏 충전해 보자.

인간과 우주의 **파동 에너지**

은하계가 있는 우주의 모든 것은 에너지 덩어리이다. 무릇 모든 에너지는 진동하는데 이것을 우리는 파동波動이라고 한다. 그런데 진동하는 에너지 즉 파동에는 정보가 실려 있다.

만물은 파동이라는 "정보 에너지"를 통해 서로 주고받는다. 다시 말해 파동은 만물이 인식하는 우주의 공통언어이다.

빛이나 소리도 파동이고, 돌이나 흙도 파동이다.

원자의 내부에서는 소립자들이 고유의 파동을 일으키며 요동을 치고 있기 때문이다. 인간의 뇌도 감정 상태에 따라 다양한 파동을 나타낸다. 우리의 몸도 우주의 다른 모든 것과 마찬가지로 에너지의 덩어리이며 예외 없이 파동이라는 이름의 정보를 내뿜고 있다.

인간의 뇌에서도 세포 사이의 전위차에 의해 파동이 발생하는데 이것이 뇌파이다.

인간을 다스리고 명령을 내리는 두뇌에도 파동이 존재한다.

소우주인 인간의 뇌파와 대우주인 은하계의 파동이 하나로 일치하여 동조하게 된다면 우주의 파동 에너지를 우리 온몸에 충전시킬 수 있다.

우주의 에너지 기[氣: ≡ (파동)+米(입자)]는 파동과 입자로써 에너지로 존재하고 있다.

파동 에너지를 동조할 수 있는 방법은 파동을 송수신하는 우뇌에 있는 송과체이다.

미국의 생체전기학자 로버트 벡카 박사는 사람의 뇌파는 1~30Hz의 초저주파 영역에 있으며 "뇌파가 극저주파인 알파파시 두뇌의 송과체에서 생체전기장(에너지장)이 현저하게 나타나는 현상을 발견하였다."라고 발표하였다.

우주의 파동 에너지氣를 동조할 수 있는 수련방법은 먼저 심신의 감각을 살려 인체의 경락 시스템인 정수리에 백회를 개혈하여 두뇌의 송과체에 빛을 받아들이는 방법이 있다.

③
세포의 **미토콘드리아**와 **기**氣

우리 인체는 세포로 이루어져 있고 피부도, 뼈도, 혈관도, 근육도, 뇌도 신체의 일부분이므로 물론 세포로 이루어져 있다. 인체를 구성하는 기본 단위인 세포 하나에는 핵, 소포체, 리보솜, 리소좀, 미토콘드리아 등이 들어 있다.

이 중 마름모꼴 모양의 미토콘드리아는 한 개의 세포 내에 수천 개씩 우글거리고 있는데, 미토콘드리아는 세포핵 안의 DNA와 달리 자체의 고유한 DNA를 가지고 있고, 모계로만 유전되는 특성이 있으며, 진화 과정에서 외부에서 인간의 세포내에 침투해 세포 소기관으로 자리 잡고 있다.

이런 특성을 지닌 미토콘드리아가 중요한 것은 세포에서 에너지를 만들어 낸다는 것이다.

미토콘드리아에는 전자 전달계라는 아주 미세한 시스템이 작동하고 있어 당질, 지방질, 단백질 등의 식품이 소화 흡수돼 세포 내로 유입되면 이 시스템이 작동해 생체에 필요한 에너지, 즉 ATP라는 화학 에너지를 생성하게 된다. 그러므로 미토콘드리아는 화학 공장의 생산 라인에 의해 생성된 에너지를 이용해 세포들의 근육 수축과 같은 일을 하는 것이다.

결국 미토콘드리아의 역할에서 인간의 기(생체기)를 찾아 낼 수 있는 것이다.

골목에서 기운이 왕성한 어린아이들을 보면 엄청나게 뛰어다니고 지칠 줄 모르고 놀지만 나이가 먹어가면서는 그렇게 할 수 없다. 이유는 에너지를 생산하는 기관인 미토콘드리아가 나이를 먹어감에 따라 점점 그 기능을 잃어가기 때문이다.

실제로 나이가 50세쯤 되면 미토콘드리아의 수가 상당히 줄어들고, 미토콘드리아의 기능이 감소되어 당뇨병, 고혈압, 비만 등 각종 성인병에 원인이 되고 있다는 것을 성인병 명의인 서울대 이홍규 교수는 말하고 있다. 그렇다면 세포의 미토콘드리아 기능을 활성화시키는 방법 즉, 우주의 가득하고 살아 있는 생체 에너지氣를 인체의 경락 시스템을 통해 피부 세포 속으로 직접 충전시킬 수 있는 생기 치유 건강법으로 잃었던 건강을 되찾아야 할 것이다.

지구의 **양자 에너지 파동**에 의한 **뇌의 동조화**

인간의 정신활동 중에서 가장 중요한 요소의 하나인 생각이 바로 에너지의 원천이다. 왜냐하면 사람은 살아 있는 생명체로서 몸을 움직이고 그 기운으로 생각(의식 에너지)을 하기 때문이다. 어떤 물질이나 그 물질을 나누고 더 이상 나눌 수 없을 만큼 작은 알맹이가 되었을 때 이것을 양자QUANTUM라고 부른다. 즉 물질의 성질을 띤 가장 작은 알맹이라고 할 수 있는데 이것을 다른 관점에서 보면 물질이 알맹이가 아니라 보이지 않는 어떤 에너지이다. 물질과 에너지의 기본 단위인 이 양자의 크기는 원자보다 백만 배 내지는 천만 배나 작다. 어떤 물질이나 이 양자의 차원에서는 물질이 곧 에너지로 될 수 있고 에너지가 물질로 될 수 있다. 모든 양자들은 눈에 보이지 않는 에너지의 파동이다.

인체에 있어서 세포를 쪼개고 쪼개면 분자—원자—원자핵에서 양자라는 미세 에너지 물질로 진동하고 있다.

지구에서 모든 사람이 호흡하고 있는 공기라는 물질도 나누고 나누면 원자에서 양자라는 미세 에너지로 남아 그 에너지는 양자 에너지로 즉 기 에너지로 눈에 보이지 않게 진동하고 있다.

아인슈타인도 양자물리학을 통해 우리가 살고 있는 이 세상의 물질을 쪼개고 쪼개다 보면 결국 하나의 진동하는 에너지장으로 서로 연결되어 있다고 했다.

1950년대 활약한 독일의 우주 물리학자 W·O 슈만은 지구상에서 맑은 날씨에도 평균 1초에 200회 번개가 치고 있으며 이 번개가 대기권 내의 공간에 에너지를 펌핑하여 지구의 공명작용을 일으킨다고 한다. 이때 지구의 슈만 공명 주파수는 약 7–10Hz의 평균진동을 유지하게 되며, 지구의 에너지는 더욱더 활성화된다고 한다.

이러한 지구의 진동을 제임스 오슈만 교수는 에너지 의학에서 "슈만공명"이라고 부르고 있다. 지구에 살고 있는 모든 동, 식물은 이러한 슈만 공명의 영향을 받고 생명활동을 영위한다고 한다.

현재 지구에 가득 차고 사람에 눈에는 잘 보이지 않는 4차원의 아주 미세한 양자 에너지를 우리는 여전히 코로써만 호흡을 하고 있다. 만약 지구의 슈만 공명주파수 7–10Hz의 양자 에너지를 뇌의 정수리에 있는 백회혈을 통해 간뇌의 송과체로 공명, 동조화할 수 있다면 이에너지는 뇌 에너지로 변환되어 뇌기능을 활성화 내지 혁명화시켜 만성두통 환자가 즉시 자연치유가 되고 일부 반신불수 환자가 어느 정도 치유되어 걷기도 하고 말을 할 수 있다.

현재 자연치유를 하고 있는 일부 치유사들은 이러한 슈만 공명과 지구의 양자 에너지를 뇌의 정수리에 있는 백회혈로 동조화할 수 있는 호흡하는 방법을 알고 있기 때문에 치유능력을 효과적으로 발휘할 수 있게 된다.

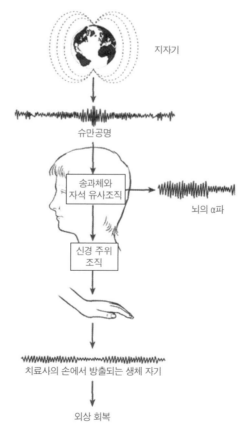

〈우주 에너지 파동과 뇌파의 동조화 과정〉
— 출처 : 놀라운 에너지 의학의 세계, 오슈만

제2장

인체의
에너지 느끼기
이론 이해

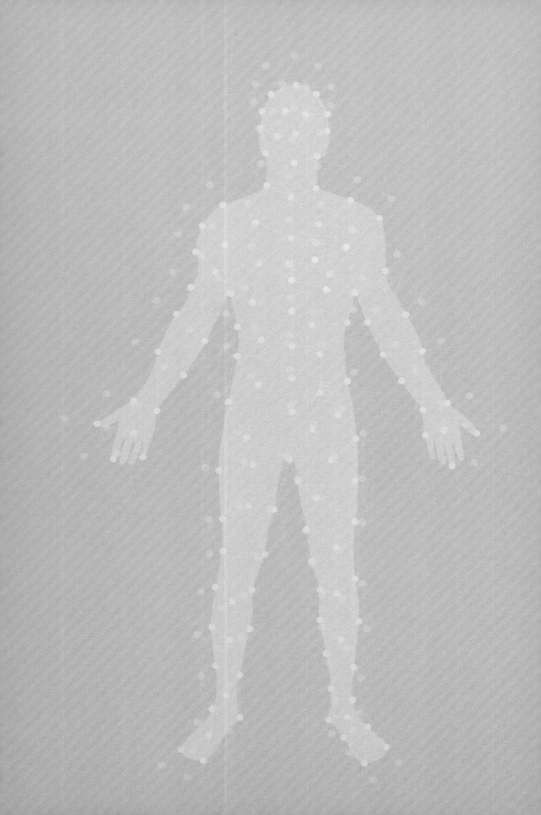

①
동양의학의 경락이론 이해

우리 몸에는 혈액이 흐르는 길血管이 있듯이 기운이 다니는 길이 있다. 이를 경락經絡이라고 한다. 기氣가 눈에 보이지 않는 것처럼 경락도 눈에 보이지 않지만 기의 작용은 우리 몸으로 느낄 수 있다. 기를 기차에 비유한다면 경락은 철도이고 경혈은 철도역으로 비유할 수 있다. 혈穴은 구멍이라는 뜻인데 에너지가 드나드는 출입구이다.

기운은 주로 혈을 통해 우리 몸의 안팎을 드나든다. 그리고 경락이 흐를 때는 혈에서 잠시 머무르며 바깥의 기운과 교통하고 혈자리 근처의 내부기관에 에너지를 전달한다. 기가 경락을 통해 잘 흐르면 우리 몸은 에너지가 고루 순환되어 건강이 유지되지만 경락이 막히면 에너지가 공급되지 못해서 막힌 부위가 약해지거나 병들게 되는 것이다. 경락은 에너지 순환로 역할을 담당하고 있다.

②
두뇌 과학의 **우뇌기능** 이해

인간의 좌뇌 우뇌의 기능이 서로 다르다는 것을 사람들이 인식하기 시작한 것은 미국 캘리포니아 공과대학 로저스페리^{Roger,} ^{Sperry} 박사가 1960년대 오랜 연구 끝에 인간의 대뇌가 좌뇌와 우뇌로 분리되어 있으며 각기 기능이 서로 다른 역할을 하고 있음을 처음으로 제시했다. 스페리 박사의 연구는 1981년 노벨의학상(대뇌생리)을 받게 되며, 인간의 뇌에서 왼쪽과 오른쪽은 서로 상반된 정보처리 체계를 사용한다는 것을 증명하게 된다.

좌뇌는 언어 뇌로써 언어나 숫자, 기호의 이해, 논리적 사고를 잘하는 반면, 우뇌는 이미지 뇌로써 감각적 사고를 하므로 복잡한 시각적 형태의 인식이나 처리에 매우 능하다는 것을 발견하게 된다. 우뇌에는 좌뇌에 없는 다음 네 가지의 특별한 기능이 있다.

26

- 초고속 대량 기억 기능
- 초고속 자동 연산 기능
- 이미지화 기능
- 파동 공진 공명 기능

③
생명 공학의 **초저주파 파동이론** 이해

초저주파 파동이론에 대한 개척자적 연구를 시작한 학자는 미국의 로버트·벡카 박사이다. 벡카 박사는 생물 전기학 분야에서 생체의 재생과 생체 내 전류의 관계에 대하여 획기적인 연구를 발표하고 그 때문에 노벨상 후보에까지 오른 과학자이다.

벡카 박사는 사람의 뇌파는 1~30Hz의 초저주파의 영역이 있으며, 사람이나 동물은 ELF 전장電場이나 자장磁場에 현저하게 반응하고 심신에 변화를 일으킨다고 한다. 또한 벡카 박사는 "뇌파가 극저주파인 알파파시에 두뇌의 송과체에서 생체 전자기장(생체 에너지장)이 현저하게 나타나는 현상을 발견하였다."라고 발표했다.

(미국 생체전기학-로버트·벡카 박사)

④
우뇌는 에너지 파동을
공진, 공명하는 기능이 있다

신경생리학자 칼 프리브럼Karl, pribram은 "뇌는 주변의 파동에 대하여 피아노 건반Key board처럼 공명하고 있다."고 말하고 있다.

인간은 의식하는 좌뇌와 무의식 뇌의 우뇌를 갖고 있다. 무의식 뇌의 우뇌에 음차音叉와 같이 그 파동에 공진共振, 공명共鳴하는 기능이 있으며, 이것이 우뇌의 기본 기능이다.

우주는 데카르트가 생각한 것처럼 물질의 세계와 의식의 세계로 되어 있다. 과학은 물질세계가 모두라고 생각하고 의식의 세계를 무시해 왔다. 하지만 아인슈타인의 양자역학과 현대 물리학의 미국 이론 물리학자 J·슈바르츠와 영국의 브라이언 그린의 초끈이론 연구가 진행됨으로써, 마이크로의 세계는 물질도, 의식도 쪼개고 쪼개면 똑같은 성질의 파동(진동)이라는 것을 알게 되었다.

즉 물질과 의식을 이어주는 것이 파동이다. 이제부터 신과학으로 파동 과학이 매우 중요한 각광을 받게 될 것이다.

물질을 분자, 원자, 소립자로 나누어 가면 양자量子의 차원으로써 벌써 알맹이粒子라고 말할 수 없는 양자상태인 파동으로써 존재한다고 알려져 있다.

초끈이론이란 우주의 근본을 이루고 있는 가장 근본적인 단위는 소립자素粒子나 쿼크Quark처럼 보이면서도 이보다 훨씬 작고 가는 끈으로 이루어져 있어 1차원적인 끈이 지속적인 진동에 의해 우주만물이 만들어진다고 가정하고 있다. 그리고 초끈이론에서는 끈들이 진동하는 유형에 따라 그 진동수의 차이에 따라서 입자가 생겨난다는 것이다.

그러므로 의식意識도 양자역학 이론과 초끈이론에 의해서 의식을 쪼개고, 쪼개면 파동(진동)으로 존재한다.

사람의 의식을 어떤 물체에 합치면 양쪽이 파동에 의한 공명작용共鳴作用이 일어난다. 그리하여 에너지 이동에 일어나고 그것이 우뇌에 의해서 처리되고 전두엽에 이미지Image를 만들어 내게 된다는 것이다. 즉 파동에 따라 공진, 공명 작용을 함으로써 이미지가 전달되어 간다.

좌뇌는 지식, 판단력, 사고력 등을 지배하고 있어 지성의 뇌라고 불리지만, 우뇌는 자율신경기능과 우주파동공진 등을 지배하고 있다.

그러므로 우뇌는 이미지 뇌이기 때문에 예술의 뇌라고도 불리며 잠재의식과 깊은 관계가 있다.

필자는 우뇌의 에너지 파동을 공진, 공명하는 기능을 증명하기 위해 뇌파측정 기능이 있는 뉴로 하모니의 핸드밴드를 머리에 착용하고 임상실험을 했다.

우선 우주의 생기(에너지)가 정수리에 들어오는 것을 정신(의식)집중하고 백회혈百會穴로 에너지를 끌어들이는 순간 뇌파측정 컴퓨터에 먼저 우뇌의 뇌파곡선이 화면상에 크게 그리고 넓게 나타나지만 좌뇌 쪽으로 뇌파곡선은 거의 나타나지 않았다.

　다시 말하자면, 뉴로 하모니 뇌파측정기에서 먼저 우뇌의 뇌파곡선이 크게, 넓게 나타나는 것을 눈으로 보면서 우뇌가 에너지 파동을 공진, 공명하는 기능이 있다는 것을 확인할 수 있었다.

⑤
백회혈을 **개혈**하려는
간절한 소원의 마음자세

필자는 뇌건강과 치유, 퀀텀에너지 건강코칭, 퀀텀에너지 치유 코칭, 백회개혈 힐링 세미나를 강의하고, 그리고 현장에서 환자에게 직접 뇌 재활치유도 하고 있다. 필자의 강의와 코칭을 받고 있는 고객은 주로 전문 코치와 일반고객, 뇌질환을 갖고 있는 환자들이다.

그런데 이들 고객 중에서 백회개혈이 제일 빠른 사람은 간절히 뇌질환을 빨리 회복시키려는 뇌중풍 환자들이다.

왜냐하면 내 몸이 반신불수가 되어서 지옥 같은 생활에서 벗어나려는 간절한 소원이 마음에 잠재하고 있기 때문이다. 또 다른 뇌중풍환자는 자신의 환경이 절망으로 잠재되어 있기 때문에 모든 것을 포기하고 세상에는 관심 없이 죽는 날만 생각하면서 처량하게 살아가고 있는 환자의 경우다.

첫 번째 사례를 살펴보면 인천에 살고 있는 홍 씨는 뇌경색으로 혀가 마비되고, 몸이 반신불수가 되어 한방병원에서 입원 중이었다. 그리하여 필자는 환자의 마비 증세를 확인하고 정수리에 백회혈이 개혈되면 뇌와 몸이 자연치유가 될 수 있다고 설명하자 홍 씨는 긍정적인 마음자세를 갖고 꼭 치유될 것이라고 믿음을 가지고 뇌 힐링에 적극적으로 임하여 백회가 개혈되고 뇌경맥이 소통되면서 뇌 혈액순환이 활성화되어 자연치유가 되었다.

두 번째 사례를 보면 인천에서 중소기업 간부로서 컴퓨터 소프트연구 개발자로 근무하고 있는 갈 씨는 만성두통과 만성 뇌 피로 때문에 두통약을 먹고 고생하다가 필자에게 퀀텀에너지 힐링법을 적극적인 마음으로 코칭을 받고 백회가 개혈되어 만성두통과 만성 뇌 피로가 자연치유가 되었다.

이러한 뇌질환을 갖고 있는 환자들을 어떻게 하면 현재의 내 몸이 완전히 정상으로 회복될 수 있을까 하는 저마다 가지고 있는 긍정적인 본연의 힘(양자파동의식)을 끄집어내어 자신의 마음과 몸을 우주의 치유 에너지와 공명시켜 자신을 자연치유하게 되었던 것이 아닌가 하고 생각된다.

그리하여 필자는 이러한 마음과 몸과 우주를 양자 에너지체로 교류하는 21세기 양자물리학 시대에 양자파동의식과 간절한 소원으로 백회혈을 개혈하려는 수련 자세로 임할 때 그들은 원하는 대로 백회혈이 개혈되어 집중적으로 세슘관과 임독맥 경락을 활성화시켜, 난치병과 반신불수 몸에서 자연치유 삶의 기적을 만들어 냈다는 것을 깨달게 되었다.

양자물리학시대에 건강과 젊음을 지키는 강력한 도구는 상상력과 집중력이다.

인간의 생각과 감정은 자신과 우주를 구성하는 양자들을 변화시키는 에너지다. 우리가 의식을 집중해 계속 생각하면, 양자들은 자신의 꿈꾸는 물질의 형태로 모습을 드러낸다. 이것이 바로 양자물리학이 얻은 우주의 법칙이요, 아인슈타인이 양자역학에서 말하는 관찰자효과라고 한다.

양자세계에서 상상은 우리에게 소망을 이루어주고, 기적을 만들어주는 강력한 도구이다. 꿈을 이루기 위해서는 자신의 생각을 선택해서 상상하면 되는 것이다.

난치병 환자들이 질병을 자연치유하기 위해 간절한 치유의 소원과 우주의 에너지를 정수리 백회혈로 끌어들이기 위해 상상과 집중 그리고 백회개혈을 배우고 습득하여 꼭 질병을 회복시키고자 자신의 치유 신념과 회복의 선언이 마음속에서 강하게 일어날 때 기적은 계속 진행될 것이다.

제3장

백회개혈호흡
뇌 운동요법과
면역력 강화

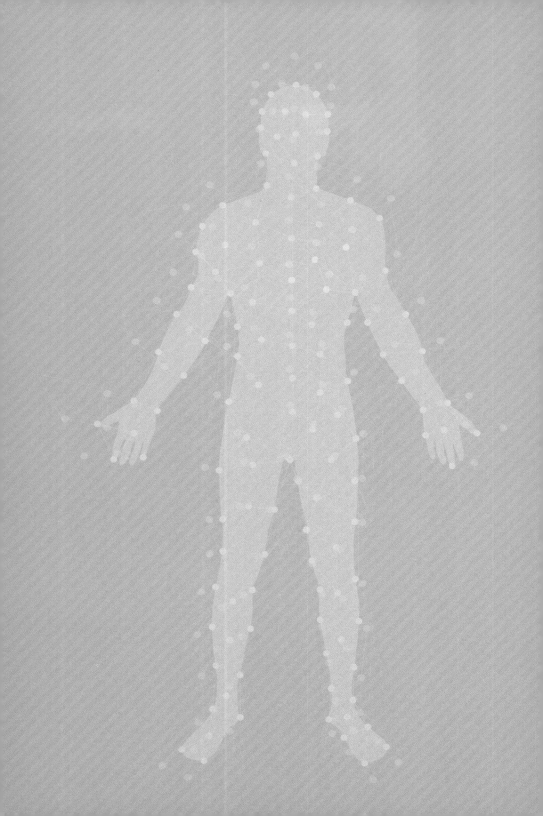

백회개혈수련 원리
과학적 접근 수련법 이해

백회개혈수련 원리 방법은 아래 그림과 같이 과학적 접근 수련 방법에 원리를 두고 있다. 즉 정수리 백회혈에 정신집중과 우뇌의 에너지 파동공진 기능 및 두뇌가 알파파시 송과체의 생체 에너지장이 형성된 상태에 우주의 생기(살아있는 에너지)를 백회로 연결하여 백회를 개혈시킨다.

〈과학적 접근 수련 방법〉

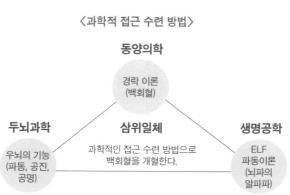

〈우주 에너지 파동과 뇌파의 동조화 과정〉

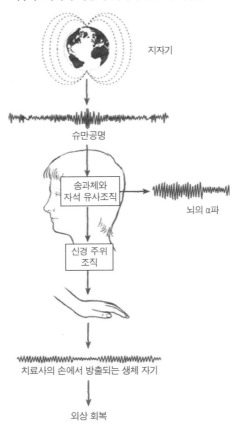

지자기

슈만공명

송과체와
자석 유사조직

뇌의 α파

신경 주위
조직

치료사의 손에서 방출되는 생체 자기

외상 회복

② 백회개혈百會開穴 호흡 뇌 운동법

1) 호흡은 코로 자연스럽게 한다.

2) 척추는 똑바로 세운다.

3) 우주의 강력한 하얀 빛 에너지가 백회혈百會穴을 통해 간뇌에 있는 송과체에 강력하게 들어오는 것을 상상하면서 백회호흡에 몰입한다.

4) 이제 우주에 가득 차고 살아 있는 에너지(기운)를 "의식하고" 백회로 끌어 내린다.

5) 정수리에 있는 백회를 열고 간뇌 송과체를 집중하면 세로토닌 호르몬이 나와 뇌파가 알파파에서 세타파로 변화하여 최고로 몰입되는 상태에서 우주의 양자 에너지를 백회로 강력하게 모은다.

6) 백회가 100원짜리 동전만한 크기로 백회가 열려 있는 것을 의식으로 상상한다.

7) 백회가 열려 있는 상태에서 "생기진동"이라는 작은 소리를 내면서 우주의 생명 에너지를 백회에 회오리바람같이 강하게 들어오는 것을 실상화하면서 백회가 열리기까지 60분에서 120분 정도로 계속 수련을 집중적으로 해야 한다.

8) 백회가 열리면 경락에 공간이 확장되면서 온몸에 진동이 오고 척추 라인에서 열감을 느끼면서 체온이 올라가 면역력이 강화되어 난치병이 자연적으로 치유되는 현상이 일어난다.

③
백회를 열고 척추선의
세슘관을 생기로 활성화

필자는 뇌졸중, 만성두통과 뇌 질환자들의 질병상태를 상담해서 뇌 질환자들을 백회개혈 뇌 운동요법으로 자연치유하는 뇌 힐링 코칭을 하고 있다.

필자가 한전 목포지점에서 근무할 때 헬스장에서 만났던 오 교수는 난치병인 통풍과 척추측만증이라는 질병이 있었다.

필자는 오 교수에게 정수리에 백회를 열고 척추선의 세슘관이라고 하는 에너지라인을 활성화시키면 면역력이 강화되고 자연치유력이 생겨서 통풍과 척추측만증이 자연치유된다고 설명을 했다.

오 교수는 필자의 말을 믿고 10개월 동안 자기 집에서 매주 월요일에 정기적으로 필자와 같이 성실히 개인 힐링 코칭을 받고 백회를 개혈하고 척추선의 세슘관을 우주의 생기 에너지로 활성화하여 통풍과 척추측만증을 자연적으로 치유했다.

척추선의 세슘관을 설명하면, 인체에서 가장 중심 되는 부분이 바로 척추이다. 척추뼈는 인체를 지탱하는 골격구조의 역할만 하는 것이 아니다. 뼈의 중심부에 위치한 골수를 통해 피를 만드는 물리적 인체의 근본적인 에너지원이기도 하다. 또 뼈는 골수에서 면역세포가 생성된다.

척추뼈는 절반이나 텅 빈 구조로 되어 있기 때문에 인체에서 "파동"을 가장 잘 전달하는 기관이다. 비밀은 파동 에너지를 만들어내는 기관이 바로 경추에서 흉추와 연결된 척추뼈라는 것이다.

척추 내부는 세슘관이라고 부르는 에너지라인이 위치하고 있다. 인도에서는 세슘관이라고 하는 경맥으로 정수리 부분인 백회에서 척추라인을 따라 꼬리뼈까지 이어져 있는 경맥이다. 한의학의 독맥과는 유사하면서도 전혀 다른 경맥이지만, 인도의 프라나 수련이나 아유르베다 의학에서는 매우 중시하는 곳이다. 인도의 요가 수련 그림을 보면 척추에 차크라가 그려져 있는 곳이다.

척추에 있는 에너지라인이 활성화되면 척추에 온열감을 느끼고 파동전류가 흘러가는 것이 척추에서 찌릿찌릿하게 느껴진다. 척추는 모든 신경이 집결된 장소이며, 강한 에너지가 흐르는 통로이기도 하다. 척추에는 130억 개의 신경세포가 있고, 뇌에는 150억 개의 뇌세포가 있다고 한다.

미세한 전기적 신호에 의하여 뇌의 명령을 신체 각 부위에 전달하여 이때 척추선을 따라 미세한 전류가 흐르게 된다. 마치 플레밍의 왼손법칙에 따라 왼손의 검지는 자기장의 방향, 중지를 전류의 방향으로

했을 때 엄지가 가리키는 방향이 도선의 받는 힘의 방향이 되는 것처럼 척추선의 세슘관에 전류(생기파동 에너지)가 흘러 척추부위에 강한 생체전기장같이 찌릿찌릿 느끼게 되고 세슘관의 에너지라인이 강하게 확장된다.

이렇게 척추선의 세슘관을 오랜 수련으로 활성화되어 초전도체가 되면 초능력을 발휘할 수가 있다. 즉 기를 일반물체에 봉입시킬 수 있고, 원격치유도 할 수 있다.

필자는 척추선의 세슘관 활성화 수련을 매일 30분씩 한다. 수련할 때마다 인체에서 에너지레벨이 날마다 상승하게 되는 것을 느끼게 된

〈척추 라인의 세슘관〉

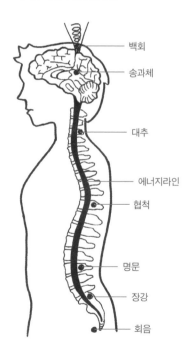

- 백회
- 송과체
- 대추
- 에너지라인
- 협척
- 명문
- 장강
- 회음

다. 필자가 수련 코칭을 할 때마다 기감이 예민한 사람들은 자신의 몸과 백회에서 찌릿함을 느끼고 온몸이 이완된다고 한다.

필자는 척추 라인의 세슘관 수련으로 인해 면역력과 자연치유력이 활성화되는 것은 환자의 마음과 몸이 완전히 일치되어 낫고자 하는 강력한 소원을 가지고 치유수련에 임하면 치유의 기적이 일어난다고 확신한다.

난치병 환자의 치유의 기적을 일으키는 것은 담당의사가 아니라 바로 환자 자신이다. 그 어떤 질병일지라도 병의 본질적인 원인은 본인이 알고 있고 자신의 내면을 볼 수 있는 사람도 오직 환자 자신뿐이기 때문이다.

척추선의 **세슘관 활성화** 수련법

1) 척추선의 세슘관을 정수리 백회에서 경추–흉추–척추–꼬리뼈까지 상상해본다.

2) 백회를 열고 생기파동 에너지를 경추에서 흉추까지 우선성(右旋性, 우회전성)으로 3분간 강하게 뼛속의 세슘관을 압축시켜 충전시킨다.

3) 상상과 집중으로 생기파동 에너지를 흉추에서 척추까지 우선성으로 3분간 강하게 뼛속의 세슘관을 압축시켜 충전시킨다.

4) 상상과 집중으로 생기파동 에너지를 척추에서 꼬리뼈까지 우선성으로 3분간 강하게 뼛속의 세슘관을 압축시켜 충전시킨다.

5) 척추선의 세슘관을 압축시켜 충전하면 뼈는 압전소자의 성질을 띠고 있으며, 기계적 외압을 전기적 에너지로 변화시키면서 뼈의 생체전류가 흘러 척추 라인에 온열감을 느끼고 생기파동전류가

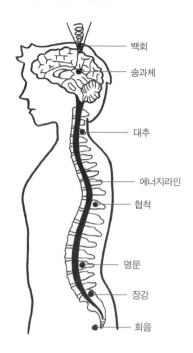

〈척추 라인의 세슘관〉

백회
송과체
대추
에너지라인
협척
명문
장강
회음

활성화되어 척추 라인에서 생체전자기장이 찌릿찌릿하게 느껴진
다.

6) 척추선의 세슘관을 하루에 30분 수련으로 인해 척추선 온열감으
로 체온이 상승되어 면역력이 강화되고 자연치유력이 활성화되어
난치병인 암을 예방할 수 있다.

⑤
신경면역력강화 뇌 운동요법과 **면역체계**

1) 뇌신경체계와 면역체계

〈두뇌의 지시를 받는 면역체계〉

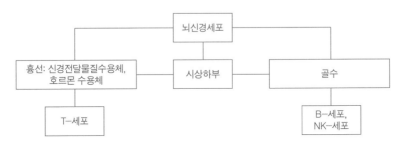

인간의 몸은 외부 세균과 질병으로부터 스스로를 방어해내는 시스템이 있다. 이러한 자기방어능력체계를 '면역'이라 부르고 면역체계를 강화하기 위한 수만 가지의 방법론들이 나오고 있다. 하지만 대다수의 방법론들은 면역체계 자체에 국소적으로 집중하여 진정한 의미의 면역강화를 이루고 있지 못하는 실정이다. 만약 강력한 면역체계 강화를 이끌어내고 싶다면 우리는 반드시 '두뇌'와 '흉선'에 집중해야 한다.

'두뇌'-'흉선'-'골수(면역)'의 전체적 관점을 이해하고 뇌운동요법으로 연결해야 근본적이고 효과적인 자가면역강화능력을 기를 수 있다.

면역체계는 우리 몸에 암세포가 발생하면 몸을 지키기 위해 항체를 만들어 제거하는 일을 한다. 다시 말해 꼭 배를 갈라 물리적으로 암세포를 제거해야 암 치료가 되는 것이 아니라 자기 면역체계를 강화하면 암세포를 포함한 질병들을 자연치료 가능하다는 의미이다. 이처럼 면역능력은 스스로 몸을 자연치유한다는 점에서 근본적으로 향상시켜야 하는 건강의 지표라 할 수 있을 만큼 중요하다. 그런 중요성을 띄고 있는 면역체계를 들여다보면 이는 '골수'에서 생성되는 백혈구가 그 기능을 하고 있다는 사실을 알게 된다.

백혈구는 단 하나의 세포로 이루어진 것이 아니라 여러 가지 세포들의 집합체로 이루어져 있다. 이 집합에서 T-세포, B-세포, NK-세포의 역할은 매우 중요하며, 이 면역세포들이 몸에 해로운 물질들을 혈관을 통해 이동하며 제거하고 있다. 그러나 이 면역세포들이 독자적으로 판단하고 움직이는 것이 아니라 우리 몸의 총 책임자인 '두뇌'의 지시를 받는다. 이처럼 뇌세포와 골수가 직접적으로 연결되어 있다는 사실은 최근에야 이르러 세상에 알려졌다. 다시 말해 '두뇌'로 면역체계 강화 및 활성화를 이룰 수 있다는 과학적 근거가 되겠다. 하지만 모든 면역세포가 골수에서 만들어지는 것은 아니다.

T-세포의 경우 우리 몸의 '흉선'에서 만들어진다. 흉선 또한 뇌세포와 직접적으로 연결되어 지시를 받는다. 이는 캘리포니아 주립대학 산디에고 캠퍼스의 벌록Karen Bullock 박사의 의해 알려진 사실로, 흉선에는 신경전달물질과 호르몬의 다양한 수용체가 있음이 발견되었다.

　두뇌에 있는 뇌하수체가 호르몬 작용을 조절한다는 것은 익히 알려져 있는 사실이지만 그러한 내분비계 작용이 뇌를 벗어나 흉선에 존재한다는 사실은 우리의 몸이 얼마나 전체적 관점에서 상호작용을 통해 기능하는지를 보여준다.

　또한 위 사실은 면역체계가 호르몬 작용의 영향을 받는다는 방증이 된다. 우리의 정서는 호르몬 작용에 기인하는데, 정서상태가 면역체계에 영향을 준다는 의미인 것이다. 따라서 뇌운동요법을 통해 면역체계를 강화하는 것뿐만 아니라 동시에 감정통제에도 영향을 줄 수 있으며 이 감정상태의 호전이 더불어 면역체계강화에 이르는 시너지 효과를 얻을 수 있다.

　위의 근거들을 종합할 때 우리가 알 수 있는 명백한 사실은 바로 '두뇌'야말로 '골수', '흉선'에 기인하는 면역체계 강화의 가장 중요한 키key라는 것이다. 이는 다시 말해 호르몬 작용과 면역기능 두 마리 토끼를 다 잡으려면 이들을 연결하고 관장하는 두뇌의 기능을 강화하는 것이 지름길이라는 사실이다. 하지만 일원론적 관점으로 스스로의 건강을 지키는 것이 아니라 면역체계와 호르몬 작용이 뇌에 미치는 영향도 크다는 사실을 깨달을 때 우리는 비로소 인간의 몸이 얼마나 복잡한 작용을 통해 기능하는지를 이해하고 자연치유의 효과를 최대로 이끌어

낼 수 있다.

이는 마음상태를 평온하게 다듬고 면역체계를 다스리며 두뇌의 기능을 활성화하는 뇌운동요법의 수신修身정신과 일맥상통한다. 면역체계와 호르몬에 직접적인 영향을 주는 외부요인인 스트레스와 음식섭취에서 지혜를 발휘하며 뇌운동 수련을 통해 수렴적 자연치유를 강화해야 한다.

2) 질병은 총공격으로 뼈의 골수를 약화시킨다

면역세포는 소장과 비장 그리고 뼈의 골수에서 만들어지는데 암환자나, 난치병이 있는 환자는 오랜 질병으로 장기는 저체온이고 뼈도 차갑다.

질병의 총공격은 장기와 뼈를 저체온으로 만들어 마지막 최종목표인 면역세포를 만들어 내는 뼈의 골수를 약화시킨다.

즉 우리 몸에 면역기능을 초토화시켜 병자로 살아가게 만든다. 이제 우리는 면역력과 자연치유력를 강화시키는 운동법을 알아 내 몸을 건강하게 만들어야 한다.

필자는 잘못된 식습관으로 기름에 튀긴 생선을 30년 동안 섭취하여 대장 내시경으로 검사 결과 대장에 2센티가 넘는 6개의 용종과 3개의 선종이 발견되었다.

이에 의사는 대장암 초기증세라고 진단하였는데 필자는 암에 걸리지 않았다.

사실 백회개혈호흡 뇌 운동과 신경면역력강화 뇌 운동을 한 후에 한의원에서 면역기능과 생체기능, 에너지 기능을 진단 체크하는 스키오라는 양자생체 정보 분석기로 내 몸을 진단 검사해보니 일반 사람은 면역지수가 50-80인데 필자는 93이라는 면역지수가 높아 대장암에 걸리지 않았고, 지금도 건강하게 살고 있다. 따라서 독자 여러분도 믿음을 가지고 이 뇌 운동법을 열심히 하면 앞으로 좋은 결과가 있을 것이다.

3) 뇌조직과 면역체계를 연결해주는 뇌림프관

필자는 군대에서 수평이동 유격훈련을 하는 중에 불의의 사고로 두개골 왼쪽 측두엽의 뇌손상을 입었고, 뇌손상 후에 왼쪽 두개골의 뼈가 조그맣게 혹덩어리같이 튀어나왔다. 그리하여 제대 후 매일 백회개혈호흡 뇌 운동으로 간뇌의 시상하부의 에너지 느끼기와 대뇌의 전두엽에서 후두엽까지 에너지 순환과 두개골 생기 뼈 호흡을 계속 3년 동안 수련하던 어느 날 튀어나왔던 뼈가 자연스럽게 원상 복구되었고 몇 년 동안 간헐적으로 있어 왔던 왼쪽 손과 발의 마비 증세도 없어지고 뇌기능도 정상적이었다.

필자는 양자생체정보분석기인 스키오 의료장비에서 뇌내기능적 검사 결과 그라데니고 증후군 코드 반응수치가 132로 검측되었다.

그라데니고 증후군이란 중이의 화농성질환이 직접외전신경과 삼차신경을 침범하여 나타나는 제6뇌신경의 마비와 편두통을 유발하는 질환으로 양방에서의 질환분류적 수치는 130 이상의 주파수 반응 내용을 나타난다.

필자는 상상과 집중으로 우주의 양자 에너지로 백회를 개혈하여 뇌 속의 전두엽에서 후두엽까지 뇌림프관을 활성화시켜 그라데니고 증후군이 자연치유가 되었다. 만약 백회개혈 뇌 운동으로 자연치유가 일어나지 않았더라면 지금까지 뇌의 화농성질환인 뇌종양 상태로 삶을 영위했을 것이다

최근에 버지니아 대학교 뇌면역학과 신경센터 조너선 키프니스 박사 연구팀은 쥐의 뇌세포막을 현미경으로 관찰하던 중 두개골 하단에 림프관을 발견해 "네이처저널"에 발표했다.

즉 뇌조직과 면역체계 사이를 직접적으로 연결해주는 "뇌림프관"을 새롭게 발견한 것이다.

키프니스 박사는 이번 발견으로 치매환자들의 뇌에서 큰 단백질 덩어리가 생기는 이유를 밝힐 수 있을지 모른다고 설명한다.

"이 림프관이 단백질을 제대로 제거하지 못해서 뇌에 누적되는 것일 수도 있다고 생각된다."

키프니스 박사의 말이다. 아직 다른 실험에서 같은 결과가 나오거나 확증된 것은 아니라 조심스럽기는 하지만 의학계에서는 뇌림프관 발견에 대한 흥분의 목소리가 나오고 있다. 정말로 의학계도 흥분되지만, 필자 역시 기대가 크다.

〈뇌림프관 그림〉

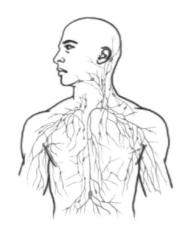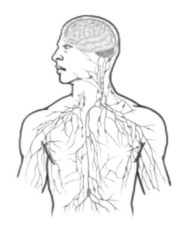

버지니아 대학 연구진은 뇌와 면역계를 잇는 구조로써 뇌 경질막에서 림프관 구조를 발견했다.
'림프계 인체 지도가 바뀌어야 한다.(오른쪽)'는 주장이 나온다.
출처/ 버지니아 대학교 http://newsroom.uvahealth.com

4) 신경면역력강화 뇌 운동요법

신경면역력강화 뇌 운동요법은 정수리에 있는 백회개혈 호흡운동을 통하여 우주에 있는 생명 에너지로 바꾸어주는 역할을 하며 그 효율성은 다음과 같다.

첫째, 간뇌의 시상하부와 뇌하수체전엽을 미세 진동시키고 엔도르핀 호르몬 분비를 이미지화시키면, 뇌하수체에서 엔도르핀이 분비되어 면역반응이 활성화되고, 상상과 집중으로 뇌 속의 전두엽에서 후두엽까지 뇌림프관을 활성화시킨다.

둘째, 뇌의 뇌실에 있는 뇌척수액을 척추와 꼬리뼈로 원활하게 순환시켜 면역력을 증진시킨다.

셋째, 백회에서 뇌경맥이 열려 자율 진동이 일어나고 에너지가 경추
—흉추—척추뼈와 등 부분의 온열감으로 체온이 상승되어 면역력이 강
화된다.

넷째, 척추에서 유입된 따뜻한 에너지로 중추신경을 통하여 소장과
대장의 체온을 높인다.

다섯째, 인체의 임맥과 독맥의 경락을 순환 유통시켜 면역력과 자연
치유력을 극대화시킨다.

일본의 니가다 의과대학 교수 아보 도로우는 체온이 올라가면 면역
력이 높아진다는 연구결과를 발표했다.

체온을 관리하는 시상하부는 교감신경과 부교감신경으로 나누어진
다. 교감신경이 지나치게 항진되면 체온이 내려가서 혈관수축으로 혈
압이 올라가고 림프구가 줄어들어 면역력이 감소한다. 반면에 부교감
신경이 항진되면 혈관이 확장되어 혈압이 내려가고 체온이 상승하면
서 면역력에 관계되는 림프구의 수가 증가된다. 이처럼 체온과 면역력
은 많은 관련이 있다.

또한 체온은 스트레스에 영향을 받는다. 백혈구 중 40%가 림프구
로 인체의 면역력을 구성하는데 이 림프구는 스트레스를 받으면 급격
히 감소한다. 림프구 감소와 동시에 저체온이 일어난다는 것이 밝혀져
면역이 체온과 관계가 있다는 것이 증명되었다. 암환자들은 대부분 체
온이 낮다. 체온이 1도만 내려가도 오래 지속되면 당뇨병, 암 등 각종
질병으로 이어진다.

신경면역력강화 뇌 운동법

① 편안한 마음과 자세로
자리에 앉는다.

② 호흡은 코로 자연스럽
게 복식호흡을 한다.

③ 백회에서 경추-흉추-
척추-골반을 바라본다.

④ 치료의 광선(빛)을 이미
지로 그리면서 정신을
집중하여 정수리 백회혈
에 빛과 에너지를 강력
하게 간뇌의 송과체까지
끌어들인다.

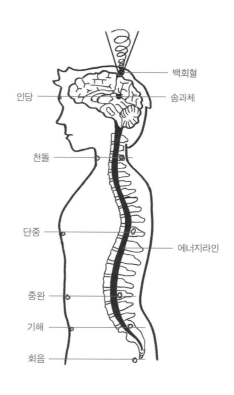

⑤ 백회에서 유입된 에너지로 10분간 간뇌의 시상하부와 뇌하수체
전엽을 미세 진동시키고 엔도르핀 호르몬 분비를 이미지화시키
면 엔도르핀이 분비되어 면역반응이 활성화된다. 그리고 상상과
집중으로 뇌 속의 전두엽에서 후두엽까지 뇌림프관을 활성화시
키고, 간뇌의 뇌실을 에너지로 10분간 미세 진동시켜 뇌척수액을
척추관에서 꼬리뼈, 그리고 간뇌 뇌실까지 재순환시켜 면역력을
강화시킨다.

⑥ 백회에서 유입된 에너지로 뼈마디 경추를 걸쳐-흉추-척추-골
반에 이르기까지 약 30분간 뼛속과 겉 부분을 충전시킨다.

⑦ 신경면역력강화 뇌 운동으로 백회에서 척추에 유입된 에너지로 10분간 척추 라인과 등 부위를 활성화시키면 척추 라인에 온열감으로 체온이 상승되어 면역력을 강화시킨다.

⑧ 신경면역력강화 뇌 운동으로 척추에 유입된 따뜻한 에너지로 20분간 중추신경을 통하여 소장과 대장에 체온을 높여 면역력이 강화되도록 한다.

이렇게 신경면역력강화 뇌 운동으로 백회에서 유입된 에너지로 첫째는 간뇌의 시상하부와 뇌하수체를 미세진동으로 엔도르핀이 분비되어 면역반응이 활성화되고, 둘째는 간뇌의 뇌실에서 뇌척수액을 미골까지 그리고 다시 뇌실로 재순환시켜 면역력을 강화시키고, 셋째는 척추 라인과 골반에서 체온을 상승시키고, 넷째는 임독맥 경락을 순환 유통시켜 인체의 면역력과 자연치유력을 극대화시킨다.

⑥ 중추신경 활성화 운동요법

우리 몸에는 4개의 고속도로가 있다. 첫째는 혈관, 둘째는 경락, 셋째는 중추신경, 넷째는 림프관이다. 그런데 중추신경에 100밀리볼트인 생체전기가 흐르고 있다.

만약 흉추신경인 3, 4번에 생체전기가 자연스럽게 흐르지 않으면 심장이 멈추고 죽을 수가 있다.

중추신경은 뇌에서 경추─흉추─요추─골반에 퍼져 있다.

이제 백회에서 유입된 생명 에너지로 척추 라인에 퍼져 있는 중추신경에 골고루 미세진동하면서 에너지를 감각적으로 느끼고, 신경을 활성화시킨다.

1) 편안한 자세로 서서 복식호흡을 한다.
2) 백회에서 경추로 이어진 각 장기와 신경을 머릿속에 그려본다.

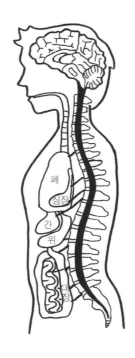

3) 백회에서 유입된 에너지로 경추신경을 활성화하고, 해당되는 장
   기에 충전시킨다.

4) 백회에서 유입된 에너지를 흉추신경을 활성화하고, 해당되는 장
   기에 충전시킨다.

5) 백회에서 유입된 에너지를 척추신경을 활성화하고, 해당되는 장
   기에 충전시킨다.

6) 백회에서 유입된 에너지를 골반을 활성화하고 해당되는 장기에
   충전시킨다.

⑦
호르몬 분비 활성화 운동요법

호르몬 분비 활성화 운동요법은 백회가 열리면 우리 인체의 중앙에 있는 중맥의 경락을 통하여 우주에 있는 생명 에너지로 뇌 시상하부의 뇌세포를 미세 진동하여 시상하부를 활성화하여, 아래에 있는 뇌하수체의 전엽과 후엽을 진동시켜 각종 호르몬을 분비하고, 순차적으로 밑에 있는 갑상선과 흉선, 그리고 스트레스를 조절하는 부신을 활성화하여, 전체적인 호르몬을 균형 있게 조절 유지하는 운동요법이다.

1) 편안한 자세로 서서 복식호흡을 한다.
2) 백회에서 생명 에너지로 뇌시상하부를 미세 진동한다.
3) 백회에서 생명 에너지로 뇌하수체의 전엽과 후엽을 진동시켜 각종 호르몬을 분비시킨다.

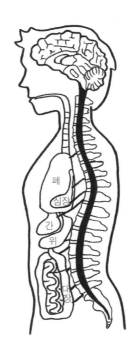

4) 백회에서 갑상선과 흉선을 미세 진동시켜 호르몬을 분비시킨다.

5) 백회에서 스트레스를 조절하는 부신을 미세 진동시켜 전체적인 호르몬을 균형 있게 활성화시킨다.

⑧
대뇌변연계와 감정기억의 메커니즘

1) 양자의학에서 사람의 몸과 마음의 구조.

2) 사람은 몸과 마음이 서로 연결되어 있다.

3) 몸= (장기+조직+세포+분자)+(원자+에너지+파동+초양자장)

　　　　　　　　　　　에너지적 성질 정보적 성질

　　마음= 의식+무의식+집단무의식(원자+ 에너지+파동+초양자장)

4) 명시적 기억은 해마(단기기억)와 측두엽(장기기억)에 저장된다.

5) 감정기억은 대뇌변연계에 저장된다.

6) ① 대뇌변연계− 감정적 상처, 사랑과 우울증 저장(다니엘 에이맨)

　　② 기저핵− 불안과 두려움 저장(기저핵이 축소됨)

　　③ 대상회− 염려, 강박증, 정서기억 저장

7) 특히 편도체는 감정기억의 중추적인 역할을 한다.

8) 대뇌변연계는 우리 몸의 각 기관(간이나 담 심장이나 소장, 비장이나 위장, 폐와 대장, 신장이나 방광 등)과 신경을 통해서 직접 연결되어 있다.

9) 따라서 자극에 의해서 감정기억이 건드려지면 우리 신체는 바로 그 영향을 받게 되어 있다.

10) 스트레스를 받으면 위장병이 걸리거나 과민성 대장염 증세를 보인다.

9

만성 뇌 피로는
면역체계를 약화시킨다

인천에서 중소기업 간부로 컴퓨터 소프트 연구 개발자로 근무하고 있는 갈 씨는 만성두통과 만성 뇌 피로 때문에 매일 두통약을 먹고 고생하다가 지인을 통해 필자에게 개인적으로 퀀텀에너지 힐링법을 3개월 동안 열심히 코칭을 받고 정수리에 백회혈이 개혈되고 척추뼈가 활성화되어 만성두통과 만성 뇌 피로가 사라지고 면역력이 향상되는 자연치유 체험을 하게 되었다.

만약 우리의 두뇌가 피로하게 될 경우 그 영향이 두뇌와 온몸에 영향을 미치게 된다.

그중에서도 가장 위험을 느끼는 곳은 자율신경을 조종하는 간뇌의 시상하부이다.

이곳은 본능 중추(배고픔, 졸림, 휴식에 대한 욕구)가 모두 모여 있기 때문에 이를 무시할 경우, 큰 문제가 생길 수 있다.

우선 머리가 아프고 가슴이 두근거리거나 잠이 잘 오지 않게 된다.

일을 할 때도 교감신경이 흥분된 상태이기 때문에 혈압이 오르고 맥박이 빨라지고 숨이 거칠어진다.

휴식을 취할 때나 잠을 잘 때 활성화되는 부교감신경의 활동이 억제된 채, 교감신경만 흥분상태가 지속되기 때문에, 둘 사이의 균형이 깨져 난조에 빠지게 된다. 이와 같은 상태를 자율신경부조증이라 부른다.

또한, 교감신경의 흥분, 대사의 난조는 면역체계를 약화시킨다.

교감신경의 흥분은 과립구를 증가 시키는 반면, 면역계 임파구는 현저하게 감소시킨다.

면역력이 약화되면 염증이 생겨나기 시작하며, 장염과 위염, 구내염, 편도선염, 비염, 피부염 등이 자주 발생하게 된다.

이처럼 두뇌가 피로해질 경우 인체의 다양한 기관에서 이상반응을 일으키며 만병을 일으킬 수가 있다. 그러므로 뇌 피로를 절대로 가볍게 생각한다면 절대로 안 되고 현명하게 뇌 피로를 풀 수 있는 방법과 뇌 힐링하는 법을 찾아야 한다.

제4장

뇌력학습법과
대뇌 에너지 느끼기
기본단계 수련

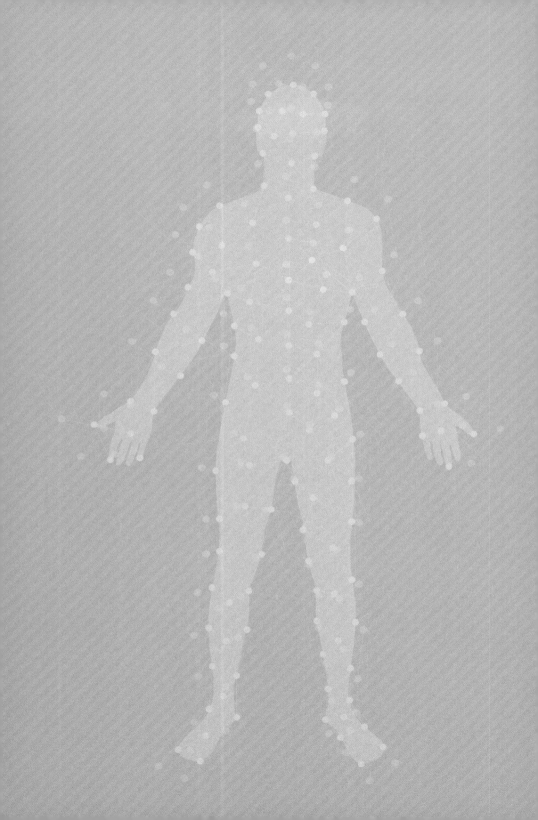

① 인간의 뇌의 삼층구조와 기능

고도의 복잡한 작용을 수행하는 두뇌는 체중의 약 3%밖에 되지 않으면서도 신체 기관 중 가장 많은 에너지를 활용하여 신체가 소모하는 에너지의 약 20%를 소모한다. 인간의 두뇌는 1,300~1,400g 의 무게로 그중 수분이 78%를 차지하고, 지방이 10%, 그리고 단백질이 8%를 차지하고 있다. 이런 두뇌를 이해하기 위해 1970년대 이후 널리 인기를 끌었던 맥클린MacLan의 삼층구조 두뇌이론을 중심으로 살펴보자.

뇌의 구조는 복잡하지만 크게 보아 세 층으로 나눌 수 있다. 뇌의 가장 중심에는 뇌간과 대뇌기저핵이 있고 그 바깥쪽에 구피질(대뇌변연계)이 있으며 가장 바깥쪽에는 신피질(대뇌피질)이 있다.

1) 대뇌피질

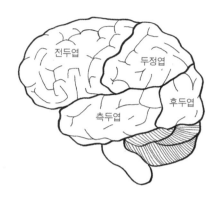

전두엽   두정엽   후두엽   측두엽

먼저 신피질 구조를 살펴보면 대뇌를 둘러싸고 있으며, 대뇌피질이라 불리는 표피에서 사고, 판단, 창조 등 우리가 알고 있는 고도의 정신 활동이 이루어진다. 그곳에는 신경세포가 140억 개나 모여 있다.

인간이 만물의 영장이라고 자부할 수 있었던 것도 이 대뇌피질이 다른 포유류보다 훨씬 발달했기 때문이다. 꼬불꼬불한 고랑처럼 홈이 파여 있고 표면에 굵직하게 나 있는 몇몇 홈을 기준으로 앞쪽의 전두엽, 위쪽의 두정엽, 뒤쪽의 후두엽, 양 옆의 측두엽으로 그 영역을 구분할 수 있다.

① 전두엽은 대뇌의 앞부분으로 기억, 계산, 판단 등과 같은 이성적 사고 기능을 담당한다. 인간은 생각하는 동물인 만큼 그 어떤 동물보다도 전두엽이 가장 잘 발달해 있다.
② 두정엽은 신체를 움직이는 일과 입체 공간적 인식 기능을 한다.
③ 측두엽의 그 주요기증은 청각처리와 언어처리이다.

④ 후두엽은 외부 세계에서 두뇌에 들어오는 시각자료를 처리하는
데 중요한 몫을 한다.

2) 뇌의 3층 구조

서유헌 박사의 '잠자는 뇌를 깨워라' 저서에 따르면 우리 두뇌는 파
충류의 뇌인 뇌간, 포유동물의 뇌인 대뇌변연계, 인간의 뇌인 신피질의
3층으로 구성되어 있다.

① 뇌간: 생명을 관장

맨 아래쪽 층은 뇌간(파충류의 진화단계에 해당)으로 호흡과 소화, 순
환계 및 생식계 등 기본적인 생명기능을 관장한다. 우리가 음식을 먹
을 때 씹는 감촉과 맛을 느끼고 그 느낌에 대해 좋다 나쁘다는 판단
을 하는 동안은 신피질의 관리 영역이지만, 그것이 식도를 통과하는
때부터 뇌간의 관리 영역으로 들어간다.

신피질의 판단과는 무관하게 뇌간은 음식물을 소화하고 영양분을
흡수하여 그것이 살이 되고 피가 되는 과정을 관리한다.

② 구피질(대뇌변연계: 다양한 감정반응과 운동신경을 관리)

구피질(대뇌변연계, 진화단계로서는 포유류에 해당)은 다양한 감정반응
들과 운동신경을 관리한다. 이 구피질이 있기 때문에 두려움이라는 감
정적 동기를 바탕으로 한 응전-도망이라는 포유류의 일대적 위기대응
양식이 나오게 되었다. 이러한 반응기제가 없는 많은 파충류의 멸종에
서 우리는 이 구피질의 역할과 기능을 활용하여 감정의 에너지들을 필

요에 따라 만들어 내고 목적에 사용할 수 있다.

실제로 모든 동물은 생존에 필요한 음식물을 섭취하고 있을 때 건드리면 위협적인 자세로 돌변한다. 또한 자기보다 힘센 동물과 먹이다툼이 일어나면 "생명보호"를 위해서 슬그머니 꼬리를 내리고 굴복하는 자기보호의 감정도 가지고 있다. 이처럼 포유류의 감정적 반응들이 구피질에서 일어난다.

③ 신피질: 인간 고유의 두뇌활동

사람은 이 신피질의 기능이 발달해 있기 때문에 의리를 지키지만 동시에 경중을 따져 비교하고 자신의 득실을 계산해서 배신하기도 한다. 대뇌 바깥을 둘러싸고 있는 이 신피질에서는 언어활동을 토대로 기억, 분석, 종합, 판단, 창조하는 인간 고유의 두뇌활동들이 이루어진다. 신피질이 형성된 것은 약 2억 년 전이며, 고도로 발달하기 시작한 것은 약 20만 년~15만 년 전의 일로 추정되는데 종교, 사상, 문화, 과학 등 인류의 선택 축척된 지적재산은 모두 신피질의 활동결과이다.

신피질에 저장된 종교나 도덕을 중심으로 한 각가지 규범적 관념들은 구피질의 여러 가지 감정들을 억제하고 뇌간의 본능의 요구들의 사회적으로 허용된 방식으로 충족되도록 조절하는 역할을 한다.

3) 뇌의 구성

① 대뇌

머리의 대부분을 차지하고 있는 대뇌는 뇌 중에서 가장 늦게 진화하여 만들어졌는데, 모양은 껍데기를 벗겨낸 호두 알맹이와 흡사하다.

대뇌는 좌뇌와 우뇌로 이루어져 있는데, 이 두 반구는 뇌량을 통해 연결되어 있으며 긴밀한 상호협력 체계를 갖추고 있다.

② 소뇌

좌우 한 쌍으로, 표면에는 가로로 난 홈이 많고, 몸의 평형을 유지하는 역할을 한다.

③ 중뇌

안구 운동, 홍채 수축 등 눈에 관련한 업무와 호르몬 분비, 체온조절, 식용조절 등을 담당한다.

④ 연수

심장박동, 호흡, 소화 등 생명유지에 필수적인 활동을 맡고 있다. 사람은 대뇌나 소뇌를 다쳐도 죽지 않으나 연수를 다치면 뇌사가 일어나 치명적이다. 연수는 생명을 유지하는 일을 주된 임무를 맡고 있다.

⑤ 척수

뇌간에서 연속적으로 이어지며 뇌의 가장 아랫부분을 이루고 있는 척수는 백색의 가늘고 긴 원기둥 모양을 하고 있다. 척수는 운동신경과 감각신경, 그리고 자율신경이 지나가는 통로이다.

⑥ 간뇌

대뇌와 소뇌의 사이에 위치한다. 간뇌의 약 4/5를 차지하는 시상은 감각의 대기실과 같은 역할을 한다. 모든 감각적 정보가 일단 이 대기실에 모여 다음 행선지를 기다린다.

②
뇌력 키우기와 뇌력학습법

뇌력腦力이란 어학사전을 찾아보면 "머리를 써서 생각하는 힘"이라고 말하고 있다.

머리를 써서 생각하는 힘을 키우기 위해서는 뇌가 건강해야 한다. 뇌력 키우기는 정수리에 의식을 집중해서 백회를 개혈하고 우주의 에너지를 흡수하여 대뇌 및 간뇌의 에너지를 충전하여 뇌를 건강하게 만들어 주는 뇌 운동을 말한다.

두뇌의 신경세포가 활발히 활동하려면 무엇보다도 두뇌에 에너지원과 그것을 태워 에너지를 만들게 할 산소가 충분히 공급되어야 한다.

뇌의 무게는 체중의 3%밖에 되지 않지만 뇌를 흐르는 혈류량은 전체 혈류량의 20%가 된다. 그만큼 정신활동에는 많은 에너지가 요구된다. 두뇌가 건강하고 왕성히 활동하려면 뇌에 충분한 혈액이 공급되어야 한다.

혈액이 영양소와 산소를 공급해주고 신진대사로 발생한 찌꺼기를 가져가기 때문이다. 요즘 어린아이들에게 많이 나타나는 집중력 결핍 장애 같은 뇌질환 증상은 뇌의 특정부위로 가는 혈류량이 충분치 못 해 나타나는 것이다. 아무쪼록 건강한 정신활동과 총명한 두뇌력을 키우기 위해서는 뇌의 혈액순환이 중요하다.

③
우리 아이를 위한
뇌 에너지 학습 방법

1) 주의력이 부족한 아이들을 위한 뇌 에너지 학습법

주의력은 마음을 뜻대로 한 곳에 머무르게 할 수도 있고, 원하는 만큼 오랫동안 유지할 수 있으며 , 동시에 여러 군데에 적절히 배분할 수도 있는 능력을 말한다.

특히 전두엽의 활동도 떨어져 있을 때 주의력이 부족한 현상을 보인다. 이는 주의력이 결핍된 아이들의 사례에도 적용되는데 이것은 두뇌가 전체적으로 각성되어 있지 못하다는 뜻이기도 하다.

주의력이 부족한 아이들은 청각적 정보탈락현상이 심한데 이는 뇌활동 에너지의 방향전환이 원활하지 않기 때문이다. 이런 아이들은 수업을 듣다가도 집중력이 급격히 떨어진다. 주의력이 떨어지는 아이는 실행력 또한 느린데 이것은 뇌 활동 에너지의 공급이 느리기 때문이다.

＊ 뇌 에너지 운동법

① 측두엽 에너지 충전하기

② 전두엽 에너지 충전하기

2) 언어능력이 부족한 아이를 위한 뇌 에너지 학습법

주로 뇌 왼쪽의 측두엽과 전두엽이 언어능력을 담당한다. 이 부분의 발달은 언어에 대한 인식, 의사소통, 추리와 논쟁에 강해지는 결과를 낳는다. 반면 측두엽의 기능이 발달하지 못하면 읽기장애(난독증), 화용언어장애(말을 표현하는 능력), 수용언어장애(말을 이해하는 능력) 등 다양한 언어적 능력에 장애가 생길 수 있다.

＊ 뇌 에너지 운동법

① 전두엽 에너지 충전하기

② 측두엽 에너지 충전하기

＊ 언어장애가 심한 학생: 전문적인 언어치료사에게 위임

3) 기억력이 부족한 아이를 위한 뇌 에너지 학습법

기억의 경우 측두엽에서 새로운 정보가 해마로 입력되면 여기서 내용을 정리 정돈하고 필요하다고 판단한 정보를 다시 측두엽으로 보내 장기 저장한다. 그리고는 전두엽에서 필요할 때 보관창고인 측두엽에

서 기억을 꺼내준다. 이 과정은 입력 저장 재생으로 요약 가능하다.

뇌 에너지 수련으로 측두엽에서 해마방향으로 생체 에너지를 진동 자극하면 측두엽과 해마의 뉴런이 활성화되고 해마에 혈류량이 증가 되고 세로토닌의 분비가 촉진되면서 기억력이 향상된다.

4) 암기를 잘하는 방법

① 반복하여 암기한다.

② 오감五感을 사용하며 암기한다.

③ 다른 사람을 가르치며 암기한다.

④ 내용을 시각화하여 암기한다.

⑤ 내용을 마인드맵화하며 암기한다.

④
뇌의 신경세포 **호르몬 균형효과**

미국 코넬 의대 신경외과에서 30년간 뇌를 연구하고 뇌를 근간으로 1만 명의 환자를 치료해온 브레이버맨 박사는 대뇌반구에서 도파민, 아세틸콜린, 가바, 세로토닌 신경전달물질의 결핍과 과다 발생으로 신체에서 질병이 생기고 균형을 이룰 때는 신체가 건강해지고 대뇌에서 나오는 네 가지 신경전달물질이 사람의 체질과 성격을 형성한다고 말하고 있다.

누구나 인생의 절정기에는 하루하루가 행복하고 쉽게 즐거움을 느끼며 강인하고 건강함을 느낀다. 이러한 상태에서는 네 가지 뇌 화학물질(신경전달물질)이 적당하게 공급하고 전기적 기능이 최적의 수준에 이르면, 신진대사가 원활하고 뇌 속도가 빠르며 뇌 리듬이 일정하고 뇌파가 균형을 이룬다.

⑤
뇌 호르몬 불균형을
회복시키는 방법

뇌의 불균형 상태를 정상으로 바로 잡기 위해 에릭 R. 브레이버맨 박사는 일곱 가지 치료법을 선택하고 있다. 호르몬 비타민과 영양제, 식이요법, 생활습관, 환경, 전기치료이다. 브레이버맨 박사의 뇌 전기 자극 치료법은 뇌에 전기 자극을 통해 뇌 화학물질을 향상시켜 뇌기능의 균형을 잡는 방법을 말한다.

필자는 뇌 전기 자극 치료법의 대체요법으로 백회를 개혈하여 생체 에너지로 뇌를 미세진동자극을 시켜 전두엽 신경세포에서 도파민 호르몬을 두정엽 신경세포에서 아세틸콜린 호르몬과 측두엽 신경세포에서 가바 호르몬, 후두엽 신경세포에서는 세로토닌 신경전달 물질을 향상시키는 방법을 연구하여 대뇌 에너지 충전하기와 뇌간 에너지 느끼기 수련하는 방법을 제시했다.

⑥
대뇌 에너지 충전하기

1) 전두엽 에너지 충전하기

◆ 전두엽은 대뇌의 앞부분으로 기억, 계산, 판단 등과 같은 이성적
  사고,기능을 담당한다.

◆ 전두엽 손상 시 논리적 추론이 어려워지며 공격성이 증가되고 세
  밀한 계획을 세우는 것이 불가능해진다.

◆ 전두엽 기능 발달 시 주어진 정보를 토대로 가설을 세우는 능력
  이 뛰어나고 논리적으로 판단하며 계획을 잘 수립한다.

◆ 전두엽이 손상되어 도파민의 균형이 깨지면 중독성장애, 비만,
  피로, 파키슨병과 같은 신체장애가 나타날 수 있다.

◆ 전두엽의 도파민 호르몬이 균형을 이루면 흥분과 의욕이 생기고
  이해력, 추상적인 사고가 조절된다.

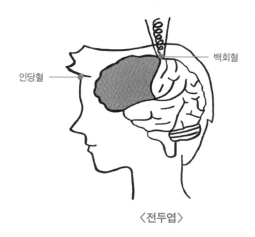

인당혈

백회혈

〈전두엽〉

① 대뇌 앞쪽에 있는 전두엽을 바라본다.

② 전두엽에 정신을 집중한다.

③ 백회를 통해 들어오는 에너지를 전두엽 신경세포에 10분간 미세 진동 자극하여 도파민 호르몬이 균형 있게 생성하도록 이미지화 하면서 전두엽을 충전시킨다.

④ "생기진동"이라는 작은 소리를 내면서 에너지가 직접 인당혈을 통해 전두엽에 10분간 강하게 충전되는 것을 느끼면서 수련을 한다.

2) 측두엽 에너지 충전하기

◆ 측두엽 근처에 자리한 브로카 영역은 턱, 혀, 입술의 운동을 담당하는 근처에 있어 주로 말을 하는 것을 담당한다.

◆ 측두엽의 기능이 발달하지 못하면 읽기장애, 말을 표현하는 능

력, 이해하는 능력 등 다양한 언어능력장애가 생길 수 있다.

◆ 측두엽의 가바 호르몬의 균형이 깨지면 두통, 고혈압, 발작, 성욕
저하, 심장장애와 같은 신체적 악영향이 나타날 수 있다.

◆ 측두엽의 가바 호르몬이 균형을 이루면 몸과 마음, 정신이 차분해
지고 가바 호르몬의 수치는 성격에 직접적인 영향을 미치게 된다.

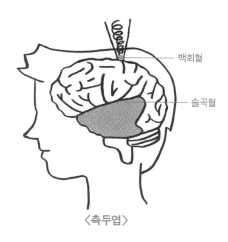

백회혈

솔곡혈

〈측두엽〉

① 대뇌 옆쪽에 있는 측두엽을 바라본다.

② 측두엽에 정신을 집중한다.

③ 백회를 통해 들어오는 에너지를 측두엽 신경세포에 10분간 미세
진동 자극하여 가바 호르몬이 균형 있게 생성하도록 이미지화하
면서 측두엽을 충전시킨다.

④ "생기진동"이라는 소리를 내면서 에너지가 직접 솔곡혈을 통해
측두엽에 10분간 강하게 충전되는 것을 느끼면서 수련을 한다.

3) 두정엽 에너지 충전하기

◆ 두정엽은 대뇌의 위쪽 부분으로 신체의 움직이는 일과 입체 공간
적 인식 기능을 담당한다. 두정엽은 여러 정보를 연합하는 역할
과 수의개념을 주로 담당한다.

◆ 두정엽 손상 시 좌측 두정엽 부위를 전기 자극을 주거나 손상을
받은 환자들은 간단한 산수문제도 처리하기 어려워한다.

◆ 두정엽이 손상되어 아세티콜린 호르몬의 균형이 깨지면 언어의
장애나 기억력 감퇴와 같은 악영향이 나타날 수 있다.

◆ 아세티콜린 호르몬이 균형을 이루면 창조적이고 스스로 만족하
게 된다.

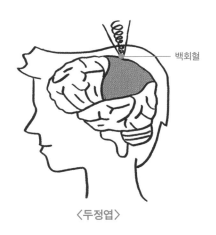

백회혈

〈두정엽〉

① 대뇌의 두정엽을 바라본다.
② 두정엽에 정신을 집중한다.

③ 백회를 통해 들어오는 에너지를 두정엽 신경세포에 10분간 미세
진동 자극하여 아세틸콜린 호르몬이 균형 있게 생성하도록 이미
지화 하면서 두정엽을 충전시킨다.

④ "생기진동"이라는 작은 소리를 내면서 에너지가 직접 백회혈을
통해 두정엽에 10분간 강하게 충전되는 것을 느끼면서 수련을
한다.

4) 후두엽 에너지 충전하기

◆ 후두엽은 눈(시각)에 관련된 기능을 담당한다. 후두엽에 이상이
생기면 시각에 장애가 발생하여 눈으로 사물을 보지 못한다.

◆ 후두엽 손상 시 사물이 있다는 것을 알지만 무엇인지 모르는 실
인증이 생길 수 있다.

◆ 후두엽이 손상되어 세로토닌 호르몬의 균형이 깨지면 우울증, 호
르몬의 불균형, 생리 전 증후군, 섭식장애와 같은 신체적 악영향
이 나타난다.

◆ 세로토닌 호르몬의 균형을 이루면 수면을 쉽게 취하고 이성적으
로 생각할 수 있고 뇌와 몸의 치유 또는 만족의 느낌을 준다.

① 대뇌 뒤쪽에 있는 후두엽을 바라본다.
② 후두엽에 정신을 집중한다.
③ 백회를 통해 들어오는 에너지를 후두엽 신경세포에 10분간 미세
진동 자극하여 세로토닌 호르몬이 균형 있게 생성하도록 이미지

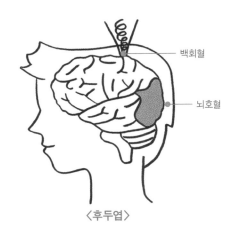

백회혈

뇌호혈

〈후두엽〉

화하면서 후두엽을 충전시킨다.

④ "생기진동"이라는 소리를 내면서 에너지가 직접 뇌호혈을 통해
후두엽에 10분간 강하게 충전되는 것을 느끼면서 수련을 한다.

⑦ 간뇌는 생명의 관리자

간뇌학間腦學은 사람의 뇌를 해부학적으로 대뇌와 간뇌를 구분하고 정신적으로는 대뇌 의식과 간뇌 의식으로 구분한다.

간뇌학은 인간의 창조능력과 의식을 활용하여, 우주의식을 가진 간뇌를 활성화시켜 인간의 건전한 생각을 실현하고 몸과 마음의 건강을 회복시키고자 하는 자연치유 의학이다.

간뇌는 시상과 시상하부로 이루어져 있으며, 매우 중요한 기능을 수행한다.

시상은 감각, 의식 등의 입력정보를 받아 이를 대뇌의 적절한 부위로 연결하며, 시상하부는 내분비, 자율신경, 감정의 조절과 같은 가장 기본적인 생존과 관련된 기능을 수행한다. 이러한 생존과 관련된 기능은 대뇌의 여러 영역들과의 긴밀한 협조아래 이루어진다. 이외에 간뇌에는 시상상부와 시상하부가 포함된다.

간뇌에는 완전한 자연치유력이 내재되어 있으며 인간이 수만 년의 세월 동안 질병과 대처하며 얻은 정보로 만들어낸 항병 시스템이 내재되어 있는 뇌이다.

인체는 간뇌의 통제 아래 생명이 운영되고 있다. 인체는 끊임없이 장기와 조직 등 인체의 모든 정보를 뇌에 전달하고 있으며 전달된 정보는 실행중추인 간뇌에 의해 가장 적절한 명령을 다시 몸으로 전달하는 과정을 통해 인체는 항상성을 유지하고 있다.

간뇌는 생명의 중추로서 인체의 항상성 조절 시스템인 자율 신경계와 내분비계 등을 통제하여 주로 생명활동에 관여한다. 그래서 간뇌를 "생명의 관리자"라고 부른다. 인간의 생명활동에 필요한 생명원리의 모든 정보들은 선천적으로 간뇌에 프로그래밍된다. 간뇌는 호흡과 소화, 순환계 및 생식계 등 기본적인 생명 기능을 관장한다.

뇌간 에너지 느끼기 수련

1) 간뇌 에너지 느끼기

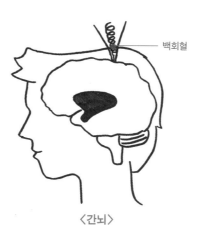

〈간뇌〉

① 대뇌와 소뇌 사이에 깊숙이 있는 간뇌를 이미지화하여 바라본다.

② 간뇌의 시상 및 시상하부에 있는 성중추신경과 뇌하수체를 바라

본다.

③ 간뇌에 의식을 집중하여 생기生氣로 시상하부를 5분간 간뇌에 충
전시킨다.

④ 간뇌의 송과체에 유입된 에너지로 뇌하수체전엽과 후엽을 5분간
충전시킨다.

⑤ 간뇌에 의식을 집중하여 생기生氣로 5분간 간뇌전체를 충전시킨다.

⑥ 간뇌가 활성화되면 간뇌가 지배하는 자율신경계통, 내분비계통,
순환기계통, 경락계통이 제 기능을 발휘하여 자연치유력을 회복
시키게 된다.

2) 중뇌 에너지 느끼기

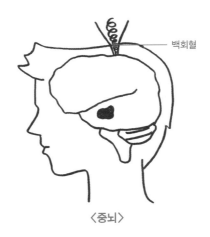

〈중뇌〉

① 간뇌 밑에 있는 중뇌를 이미지화하여 바라본다.

② 중뇌는 안구운동, 홍채 수축 등 주로 눈과 관련된 업무와 호르몬

분비, 체온조절, 식욕조절 기능을 담당한다.

③ 중뇌를 이미지화하여 생기生氣로 5분간 중뇌에 충전시킨다.

④ 백회를 통해 에너지가 5분간 중뇌에 충전되는 것을 느끼면서 수
련을 한다.

⑤ 중뇌에 의식을 집중하여 생기生氣로 5분간 중뇌에서 자율 진동
한다.

3) 소뇌 에너지 느끼기

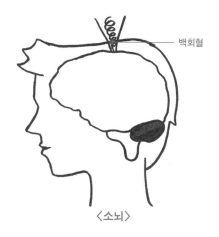

백회혈

〈소뇌〉

① 간뇌 뒤편 아래쪽에 있는 소뇌를 상상해 본다.

② 소뇌는 몸의 평형감각과 운동감각을 담당한다.

③ 소뇌에 의식을 집중하여 생기生氣로 5분간 소뇌에 충전시킨다.

④ 백회를 통해 에너지가 소뇌에 활성화되는 것을 느끼면서 3분간
수련을 한다.

⑤ 소뇌에 의식을 집중하여 생기生氣로 5분간 소뇌에서 자율 진동
한다.

4) 연수 에너지 느끼기

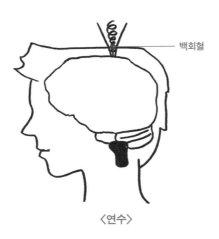

백회혈

〈연수〉

① 어깨 목 뒤, 머리 아래쪽에 있는 연수를 바라본다.
② 심장박동, 호흡, 소화 등 생명유지에 필수적인 활동을 맡고 있다.
  사람은 대뇌나 소뇌를 다쳐도 죽지 않으나 연수를 다치면 뇌사가
  일어나 치명적이다. 연수는 생명을 유지하는 일을 주된 업무로
  맡고 있다.
③ 연수에 의식을 집중하여 생기生氣로 5분간 연수에 충전시킨다.
④ 백회를 통해 에너지가 연수에 활성화되는 것을 느끼면서 5분간
  수련을 한다.
⑤ 연수에 의식을 집중하여 생기生氣로 5분간 연수에서 자율 진동

한다.

5) 척수 에너지 느끼기

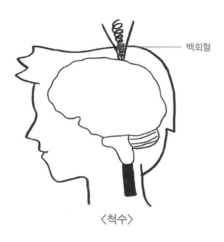

백회혈

〈척수〉

① 연수 아래쪽에 있는 척수를 바라본다.

② 뇌간에서 연속적으로 이어지며 가장 아랫부분을 이루고 있는 척수는 백색의 가늘고 긴원기둥 모양을 하고 있다. 척수는 운동신경과 감각신경 그리고 자율신경이 지나가는 통로이다.

③ 뇌 속에 있는 탁기가 밖으로 빠져 나간다고 상상을 한다.

④ 척수에 의식을 집중하여 생기生氣로 5분간 척수에 충전시킨다.

⑤ 백회를 통해 에너지가 척수에 활성화되는 것을 느끼면서 5분간 수련을 한다.

⑥ 척수에 의식을 집중하여 생기生氣로 5분간 척수에서 자율 진동한다.

제5장

뇌건강과 치유
중급단계
수련코치

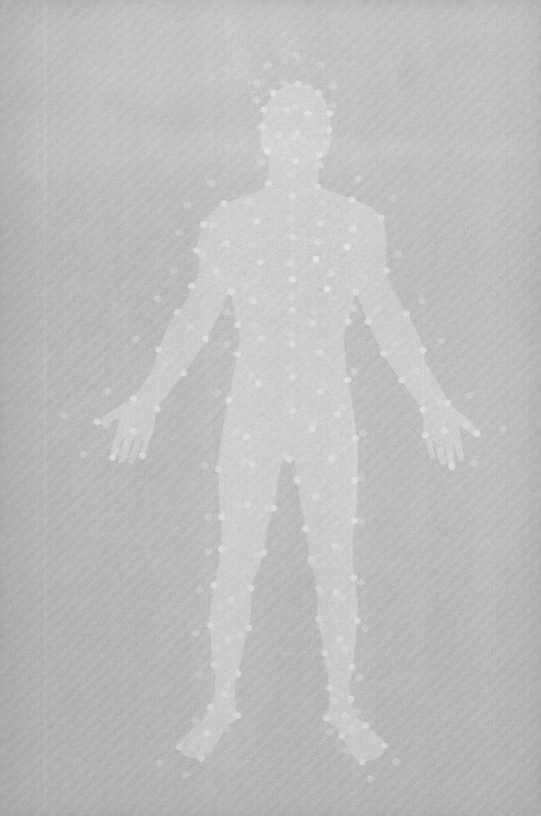

① 간뇌 호흡법

인체의 자연치유는 주로 밤에 이루어진다.

간뇌에 의하여 대뇌가 휴식을 취하는 밤에 자연치유기능이 작동된다.

웬만한 질병으로 인한 고통은 하룻밤 지나고 나면 사라지게 되는데 이것은 밤 사이에 간뇌의 치유활동이 있었기 때문이다.

그러나 밤에 대뇌가 휴식에 들지 않고 간뇌를 자꾸 간섭하게 되면 간뇌의 생명활동이 위축되어 질병의 자연치유능력이 떨어지게 된다.

걱정과 불안 등으로 밤잠을 자지 못하면 간뇌의 활동에 장애를 일으켜 교감신경이 자극을 받게 된다.

교감신경은 노르아드레날린과 부신의 아드레날린을 분비시키고 백혈구의 과립구를 과잉 생산하여 몸에 질병을 유발시킨다.

반면에 안정되고 기분 좋은 상태로 잠을 잘 자게 되면 간뇌의 생명

활동으로 부교감 신경이 작동되어 치유 호르몬이 분비되고 임파구가 우위를 보이며 자연치유력이 높아진다.

간뇌 호흡 수련법

◆ 백회개혈을 통해 흡수된 에너지로 뇌간 전체를 이미지화하여 대
뇌변연계, 시상, 중뇌, 소뇌, 연수를 10분간 미세 진동하여 활성
화시킨다.

◆ 간뇌가 지배하는 시상하부를 백회에서 흡입된 생기 에너지로 10
분간 미세 진동하여 간뇌를 이완시킨다.

◆ 간뇌가 이완되면 집중력이 향상되고 스트레스가 해소되어 학습
능력을 향상시킨다.

◆ 간뇌 송과체에서 '나는 임독맥경락을 순환한다.'는 생각을 가지
고 에너지가 인당혈—천돌—전중—기해—회음혈—장강—명문—협
척—대추—옥침—백회혈을 거쳐서 소주천(임독맥유통) 운행을 10
분간 한다.

◆ 간뇌가 활성화되면 간뇌가 지배하는 자율신경계통, 내분비계통,

순환기계통이 제 기능을 발휘하여 자연치유력을 향상시킨다.

◆ 간뇌에서 인당혈로 소주천운행이 임맥과 독맥을 돌며 순환하는 이미지를 동시에 입력하고 간뇌의식에 맡겨 스스로 소주천이 되도록 한다.

3
뇌와 장부의
생체 에너지 메커니즘

〈뇌와 장부의 연관 관계〉

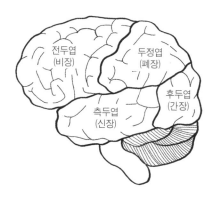

대뇌 반구와 장부는 생체 에너지로 연결되어 있다.

뇌의 신경계를 중심으로 장부의 에너지 계통이 작동된다.

대뇌 반구는 좌뇌와 우뇌로 나누어져 있다.

전두엽에서 신경계 중심으로 생체 에너지가 비장으로 연관되어 있다.

두정엽에서 신경계 중심으로 생체 에너지가 폐장으로 연관되어 있다.

측두엽에서 신경계 중심으로 생체 에너지가 신장으로 연관되어 있다.

후두엽에서 신경계 중심으로 생체 에너지가 간장으로 연관되어 있다.

28체질론에는 두뇌와 장부의 관계를 통해 체질개선과 두뇌개발에 활용하고 있다.

1) 전두엽에서 비장 에너지 충전하기

① 대뇌 전두엽에서 척추 안에 있는 중추신경을 통해 생체 에너지가 연관되어 있는 비장 장기를 상상해본다.

② 전두엽에서 흉추 6번에 있는 중추신경에 에너지를 10분간 흘려보내 비장에 있는 탁기를 피부로 배출시킨다.

③ 전두엽에서 흉추 6번에 있는 중추신경에 에너지를 10분간 포만감 있게 천천히 비장에 충전시킨다.

④ 뇌의 에너지가 전두엽에 충전되면 전두엽의 연관된 비장이 건강해진다.

2) 두정엽에서 폐장 에너지 충전하기

① 대뇌 두정엽에서 척추 안에 있는 중추신경을 통해 생체 에너지가 연관되어 있는 폐장 장기를 상상해본다.

② 두정엽에서 흉추 1번에 있는 중추신경에 에너지를 10분간 흘려보내 폐장에 있는 탁기를 피부로 배출시킨다.

③ 두정엽에서 흉추 1번에 있는 중추신경에 에너지를 10분간 포만감 있게 천천히 폐장에 충전시킨다.

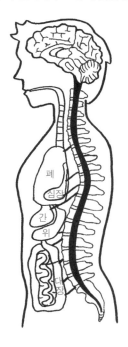

④ 뇌의 에너지가 두정엽에 충전되면 두정엽의 연관된 폐장이 건강
해진다.

3) 측두엽에서 신장 에너지 충전하기

① 대뇌 측두엽에서 척추 안에 있는 중추신경을 통해 생체 에너지
가 연관되어 있는 신장 장기를 상상해본다.

② 측두엽에서 흉추 10번에 있는 중추신경에 에너지를 10분간 흘러
보내어 신장에 있는 탁기를 피부로 배출시킨다.

③ 측두엽에서 흉추 10번에 있는 중추신경에 에너지를 10분간 포만

감 있게 천천히 신장에 충전시킨다.

④ 뇌의 에너지가 측두엽에 충전되면 측두엽의 연관된 신장이 건강
해진다.

4) 후두엽에서 간장 에너지 충전하기

① 대뇌 후두엽에서 척추 안에 있는 중추신경을 통해 생체 에너지
가 연관되어 있는 간장 장기를 상상해본다.

② 후두엽에서 흉추 7번에 있는 중추신경에 에너지를 10분간 흘러
보내어 간장에 있는 탁기를 피부로 배출시킨다.

③ 후두엽에서 흉추 7번에 있는 중추신경에 에너지를 10분간 포만
감 있게 천천히 간장에 충전시킨다.

④ 뇌의 에너지가 후두엽에 충전되면 후두엽의 연관된 신장이 건강
해진다

④
뇌림프관 활성화하기

뇌림프관 발견은 최근에 버지니아 대학교 뇌면역학과 신경센터 조너선 키프니스 박사 연구팀이 쥐의 뇌세포막을 현미경으로 관찰하던 중 두개골 하단에 림프관을 새롭게 처음 발견했다.

〈뇌림프관 그림〉

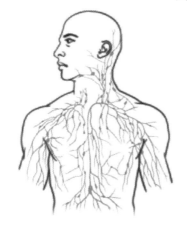 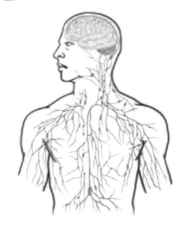

두뇌의 신피질과 대뇌변연계와 뇌간을 전후로 우주의 양자 에너지를 순환시켜 뇌림프관 조직을 활성화시킨다.

＊ 뇌림프관 활성화 수련법

1) 뇌 속의 신피질과 대뇌변연계와 뇌간을 상상해본다.

2) 두뇌의 신피질인 전두엽에서 후두엽까지 백회에서 유입된 양자 에너지로 10분간 자율 진동시켜 뇌림프관 조직을 활성화시킨다.

3) 두뇌의 인당혈에서 유입된 양자 에너지로 10분간 뇌림프관 조직을 자율 진동시켜 활성화시키고, 대뇌변연계도 활성화시킨다.

4) 두뇌의 뇌간을 백회에서 유입된 양자 에너지로 10분간 자율 진동시켜 뇌림프관 조직을 활성화시킨다.

5) 마지막으로 백회에서 유입된 양자 에너지가 상상과 집중으로 뇌 속의 림프관 조직을 활성화시킴으로 자연치유가 일어나길 간절히 바라면서 수련한다.

⑤ 걸으면서 **백회개혈 뇌 운동**으로 **신체 활성화**하기

백회와 용천은 우리 몸의 에너지가 들고나는 중요한 혈자리이다. 뇌 운동으로 백회가 개혈된 후 자연스럽게 의식과 생각으로 백회와 용천을 개혈하여 하늘의 기운과 땅의 기운을 몸으로 받아들인다고 상상하면서 공원이나 산길을 걸어본다.

맨 처음 몸의 긴장을 풀고 한 걸음씩 걸으면서 생각으로 백회를 개혈하여 뇌 전체를 활성화시키고, 또 한 걸음씩 걸으면서 용천을 개혈하여 발전체를 활성화시킨 다음, 삼개월 정도 숙달이 되면, 두 번째는 천천히 한 걸음에서 열 걸음을 걸을 때까지 에너지를 백회에서 임맥의 경락을 걸쳐 아랫배 단전에 충전시키고, 또 한 걸음에서 열 걸음을 걸을 때까지 백회에서 독맥의 경락을 걸쳐 회음에서 단전으로 에너지를 순환시켜 몸 전체를 원활하게 기혈순환으로 활성화시킨다.

세 번째는 천천히 한 걸음에서 열 걸음을 걸을 때까지 에너지를 손

중심에 있는 장심에서 팔꿈치를 걸쳐 어깨와 목의 혈액순환을 활성화시킨다.

네 번째는 천천히 한 걸음에서 열 걸음을 걸을 때까지 에너지를 용천에서 무릎과 척추뼈의 골수를 활성화시켜 면역력을 향상시킨다.

＊ 걸으면서 백회개혈 뇌 운동효과

— 심장병을 예방한다.

— 혈액순환을 원활하게 해준다.

— 관절이 유연해지고 하체근육에 힘이 생긴다.

— 비만을 예방한다.

— 아랫배 단전과 손발이 따뜻해진다.

— 스트레스 해소에 도움이 된다.

— 임독맥이 열리면 신경과 내분비선기능이 왕성해진다.

— 기운이 두뇌에 모이면 기억력과 집중력이 향상된다.

— 에너지가 임독맥으로 순환되면 면역력과 자연치유력이 향상된다.

⑥
장심개혈 및 에너지 느끼기 수련

장심혈 개혈하기

1) 호흡은 코로 자연스럽게 쉰다.

2) 척추는 똑바로 세워서 백회가 개혈된 후에 의식을 장심혈(노궁혈)에 집중하여 개혈한다.

3) 이제 우주에 가득히 살아 있는 생기生氣를 장심혈로 강력하게 모은다.

4) 장심혈이 100원짜리 동전만큼 크기로 열려 있다고 인식한다.

5) "생기진동"에 이르는 작은 소리를 내면서 우주의 생명 에너지(생기)를 장심혈에 집중하여 강하게 들어와 양손에 장심혈이 열리기까지 30분간 수련을 한다.

6) 장심혈이 열리면 경락 공간이 확장되면서 양손에 자율 진동을 느낄 수 있다.

⟨장심(노궁)혈 위치도⟩

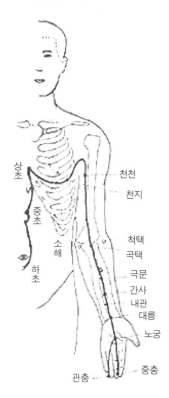

용천개혈 및 에너지 느끼기 수련

용천혈 개혈하기

1) 호흡은 코로 자연스럽게 쉰다.

2) 척추는 똑바로 세워서 정수리인 백회가 개혈된 후 양발에 있는 용천혈에 의식을 집중하여 개혈한다.

3) 이제 우주에 가득하고 살아 있는 생기生氣를 용천혈로 강력하게 모은다.

4) 용천혈이 100원짜리 동전만큼 크기로 열려 있는 것을 인식한다.

5) "생기진동"에 이르는 작은 소리를 내면서 우주의 생명 에너지(생기)를 용천혈에 집중하여 회오리바람같이 강하게 들어오는 것을 실상화하면서 양발에 있는 용천혈이 열리기까지 30분간 수련을 한다.

6) 용천혈이 열리면 경락 공간이 확장되면서 양발에 가벼운 진동을

느낄 수 있다.

〈용천혈 위치도〉

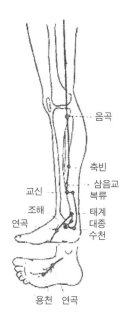

음곡

축빈

삼음교
교신   복류

조해   태계
연곡   대종
          수천

용천 연곡

제6장

뇌건강과 치유
고급단계
수련코치

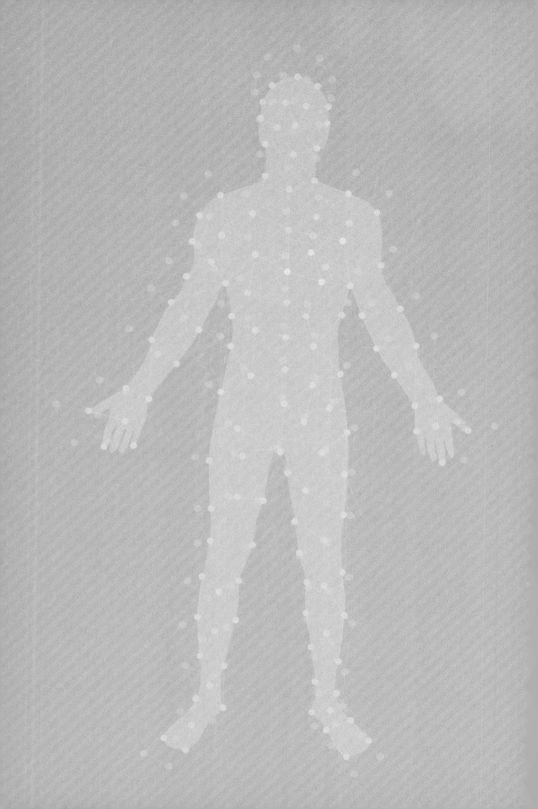

①
브레인 고파동 에너지 치유 수련법

필자는 자연치유 브레인 고파동 에너지 치유법을 20년 동안 연구하고 임상하는 과정에서 인천에 살고 있는 홍ㅇㅇ 씨를 만나게 되었다.

그는 뇌경색으로 혀가 마비되고 몸이 반신불수가 되어 있기에 뇌의 정수리에 있는 백회혈과 1센티 아래 있는 뇌의 운동영역과 감각영역 부분에 중요한 경혈에 10분간 필자의 척추 라인의 통로인 세슘관에서 나오는 강력한 고파동 에너지를 전송하였더니 어느 정도 걷기도 하고, 말을 할 수 있는 상태로 회복되었다.

백회개혈호흡 뇌 운동법을 성실히 하다 보면 우주에 살아 있는 양자 에너지로 뇌에 있는 경맥을 통해 뇌세포를 살리고 또한 뇌혈액순환을 활성화시켜서 치매예방은 물론 뇌중풍에 자연치유가 일어난다고 확신한다.

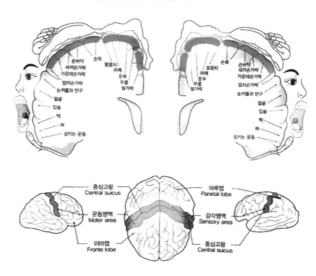

〈뇌 운동영역과 감각영역〉

1) 백회에서 전송된 고파동 에너지를 양 손가락으로 모은다.

2) 환자의 백회혈에 강력한 고파동 에너지를 10분간 발공한다.

3) 환자의 마비상태를 보면서 뇌의 운동영역부분 중요혈에 고파동 에너지를 10분간 발공한다.

4) 환자의 상태를 관찰하면서 뇌의 감각영역부분 중요혈에 고파동 에너지를 10분간 발공한다.

5) 환자의 상태를 관찰하면서 간경락 기문혈 좌와 우혈에 10분에서 20분간 고파동 에너지를 전송한다.

2

골수주천 활성화 수련법

두개골은 22개의 조각으로 이루어져 있다. 그리고 두개골은 움직이고 있다. 뇌실은 뇌척수액을 만들어 두개골과 천골 사이를 하루에 3~5회 정도 왕래한다.

두개골은 1분당 6~12회 주기를 가지고 율동적으로 움직이고 있으며 이 움직임은 생명력과 면역력에 직결된다.

두개골의 끊임없는 움직임은 그 뇌척수액 압력의 변화를 조정하기 위한 작업이다. 따라서 두개천골조직의 변화하는 압력에 대응해 움직이는 능력을 상실하게 되면 이 조직의 기능은 손상되고 질병을 초래하게 될 것이다.

뇌척수액은 단백질소량, 글루코스, 칼륨 그리고 상당량의 염화나트륨(소금)을 함유하고 있다. 외부의 충격으로부터 중추신경계통을 보호하며 완충역할을 한다.

뇌의 맥락총에서 뇌척수액이 생성되고, 뇌척수액은 영양분을 공급할 뿐 아니라 폐기물도 처리한다.

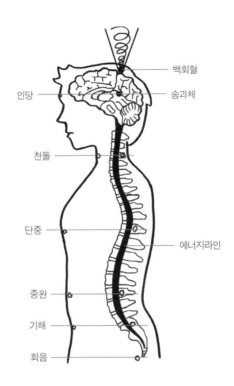

1) 편안한 자세로 자리에 앉는다.

2) 백회혈을 통해 간뇌 송과체에 빛과 에너지를 이미지화하여 강력하게 끌어드린다.

3) 뇌의 시상하부와 뇌실과 맥락총에 에너지로 5분간 미세 진동시켜 뇌척수액을 활성화한다.

4) 백회에서 간뇌의 뇌실-경추관-흉추관-척추관-꼬리뼈를 바라보고 뇌척수액을 척추꼬리뼈까지 5분간 순환시킨다.

5) 척추꼬리뼈에서 뇌척수액을 다시 이미지화하여 간뇌에 뇌실까지 3분간 순환시켜 면역력을 강화시킨다.

6) 척추 라인에 5분간 강력하게 양자 에너지로 미세진동을 시켜 온 열감을 느끼고 동시에 면역력을 극대화시킨다.

3

고파동 에너지 충전 및
전송법(특이공능 발공)

일반적인 에너지 치유는 호흡을 통해 단전에서 나오는 기운으로 힐링 에너지를 전송하는데 고파동 에너지 충전 및 전송은 고요한 상태에서 하얀빛을 마음속으로 상상하면서 상단전의 간뇌송과체에 집중몰입하면 백회부에서 회음부까지 그리고 경추에서 요추, 꼬리뼈까지 척추 라인에 에너지 통로인 세슘관이 활짝 열리면서 엄청난 우주 에너지가 쏟아져 들어오게 된다.

이 작용에 의해 인체의 기밀도가 높아지면서 몸 주위의 생체기장이 강력한 빛으로 증폭된다. 이 에너지를 1년에서 10년 이상 척추 라인에 충전 및 수련을 걸쳐 나오는 치유의 빛 에너지를 양손으로 유통시켜 아픈 사람 또는 통증이 있는 사람에게 전송하고 그리고 아픈 본인도 자기 힐링을 한다. 고파동 에너지충전 및 전송방법을 혼자 수련하기는 조금 힘들고, 에너지 세계를 올바르게 잘 알고 있는 고급수련자를 만나 중맥개통과 척추 라인의 세슘관에 에너지를 충전하는 최고의 수련법을 코치해주는 고수를 만나는 지혜가 필요하다.

1) 백회개혈을 통해 간뇌의 송과체에서 척추 라인 뼈에 있는 세슘관에 에너지를 유통시켜 강하게 20분간 충전시킨다.

2) 백회에서 척추 라인 경추에서-흉추-요추-꼬리뼈까지 에너지를 우선성으로 20분 좌선성으로 20분까지 강하게 충전시킨다.

3) 백회에서 유통된 에너지를 척추 라인에 있는 대추혈과 협척혈, 명문혈, 장강혈을 열고 동시에 척추뼈에 강하게 30분간 충전시킨다.

4) 양손에 있는 노궁혈을 열고 에너지를 어깨를 통해 척추뼈와 골반뼈에 강하게 20분간 충전시킨다.

5) 양발에 있는 용천혈을 열고 에너지를 무릎을 통해 골반뼈와 척추뼈에 강하게 20분간 충전시킨다.

6) 백회에서 중맥-회음까지 강하게 20분간 에너지를 충전시킨다.

7) 백회에서 회음부까지 그리고 척추뼈까지 충전된 에너지를 양손으로 유통시켜 환자의 아픈 부위, 통증 부위에 사랑스러운 마음을 가지고 에너지를 전송한다.

④
기문혈 자극요법을
이용한 중풍재활치유

동양의학에서는 경락은 기 에너지가 순환하는 통로이다. 족궐음 간경의 기문혈을 기 에너지로 자극하는 것은 전체경락의 활성화를 촉진하는 것이다.

간경락의 일부분은 에너지가 머리로 올라가서 두정부의 좌뇌 및 우뇌 운동영역의 부분을 터치하고 다시 내려와 입술 주의를 돌고 또 다른 가지는 간에서 분출하여 횡경막을 통과해서 폐에 분포한다. 그리고 중추신경의 활성화가 일어나고 양쪽 눈의 떨림이 나타나며 횡경막을 자극시켜 복식호흡이 일어난다. 중풍환자의 기문혈을 자극하면 먼저 마비된 입과 혀를 자극하고 좌뇌, 우뇌의 운동영역 분분을 깊숙하게 자극하고 뇌경맥을 통해 뇌세포를 살리고 또한 뇌혈액순환을 활성화시킨다.

그래서 환자의 병 증세에 따라 마비된 몸이 회복되고 삐뚤어진 입이 회복되고 반신불수 환자가 회복되어 걸어가는 기적이 일어난다.

〈족궐음 간경 유주도〉

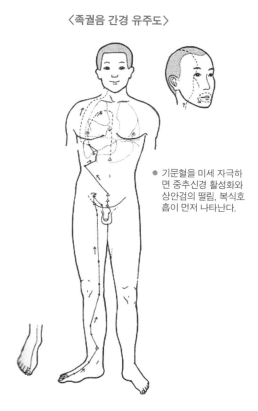

● 기문혈을 미세 자극하면 중추신경 활성화와 상안검의 떨림, 복식호흡이 먼저 나타난다.

기문혈 고파동 에너지 자극요법

1) 환자의 병 상태를 눈으로 검진해보고 병 증세를 상담한다.

2) 환자의 우측 기문혈에 10분에서 20분간 에너지로 미세자극하면 간장과 우뇌와 좌뇌를 통하여 중추신경으로 내려와 입술과 혀의 떨림이 나타난다.

3) 환자의 좌측 기문혈에 10분에서 20분간 에너지로 미세자극하면 심장과 좌뇌와 우뇌를 통하여 가슴으로 내려와 복식호흡이 일어난다.

4) 환자 몸 상태를 보면서 기문혈에 고파동 에너지를 전송하여 뇌경맥을 원활하게 소통시켜 뇌혈액순환을 활성화시킨다.

5) 환자 몸 상태를 확인하여 백회혈과 우뇌 및 좌뇌의 운동영역 부분 중요혈에 고파동 에너지를 전송하여 중풍을 재활 치유한다.

〈기문혈 자극위치〉

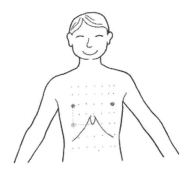

● 족궐음간경의 기문혈
● 등쪽에 수많은 스위치가 있음

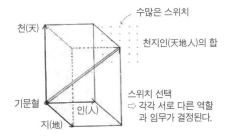

⑤
치매예방과 뇌 운동요법

1) 치매의 원인 및 종류

인간의 몸은 혈액으로 운반되는 영양분과 산소 수분등에 의해 생활 대사가 이루어지고 장기와 세포가 작동한다.

뇌도 마찬가지로 혈액이 가져온 영양분과 산소, 수분을 받아야 한다. 그러나 특정원인으로 뇌동맥에 영양분과 산소가 도달하지 않으면 뇌의 세포가 죽게 되고, 그 결과 치매에 이르게 된다.

치매는 뇌의 영역의 손상에 따라서 활동에 장애를 주는 것으로 뇌는 전두엽, 측두엽, 두정엽, 편도체, 해마 등으로 구성되어 있다. 만약 전두엽이 손상된 경우라면 고집이 세지면서 충동적인 행동을 나타내고 판단장애와 함께 옛날 일을 기억하지 못하게 된다.

두정엽이 손상되면 공간과 방향감각이 저하되어 익숙한 길을 찾지 못하게 되고, 측두엽이 손상된 경우에는 단어의 의미를 이해하지 못하거나 주변사람들의 얼굴과 이름을 잊어버리게 된다.

이렇게 치매의 종류가 있듯, 증상도 손상된 부위에 따라 증상이 다르게 나타나게 된다.

* **치매의 종류**

치매의 종류는 크게 세 가지로 분류한다.

첫째는 알츠하이머 치매로 치매속도는 점진적으로 진행되며 원인은 아밀로이드 단백질로 뇌세포가 손상된다.

초기에는 측두엽의 대사저하와 두정엽의 대사저하가 오고, 말기에는 전두엽까지 손상되어 심한 행동장애를 초래한다.

알츠하이머 치매는 전체의 60%를 차지한다.

두 번째는 혈관성 치매로 원인은 고혈압, 고지혈증, 당뇨, 비만, 심장병, 운동부족으로 나타난다.

병 증세는 급격히 진행되며, 기억력이 흐려지고, 급한 성격변화로, 화를 잘내고, 또 갑자기 우울해진다.

혈관성 치매는 전체의 30%를 차지한다.

셋째는 기타 치매로 파킨슨병으로 치매가 발생하고, 전체의 10%를 차지한다.

2)치매예방에 뇌기능을 활성화시키는 뇌 운동요법

치매는 뇌의 기능이 손상되어 사고력, 기억력, 판단력 등의 인지능력이 감소하여 정상적인 생활이 힘든 상태를 말한다.

40세 이후로 뇌세포의 기능이 급격히 감소하기 때문에 건망증에 시달리는 사람들이 늘어나는데 스트레스, 나쁜 식습관, 흡연, 운동부족, 대인관계 결핍 등의 요인을 가지고 있다.

특히 노년기에는 신경세포나 근육세포의 재생능력이 상실되어 세포가 손상되거나 파괴되어도 새로운 세포가 만들어지지 않으므로 신경이나 근육기능이 현저하게 약해진다.

그리고 주변 환경의 자극에 대한 반응이 느려지고, 감각기관기능, 항상성 유지능력이 저하되어 치매 같은 질환에 취약해진다.

치매를 예방하기 위해서는 꾸준히 운동하고 메모, 독서, 바둑, 퍼즐 맞추기 등의 뇌를 자극하는 취미생활을 하는 것이 도움이 된다.

＊ 치매예방을 위한 뇌 운동요법

① 백회개혈호흡 뇌 운동요법

② 대뇌 에너지 충전하기

  전두엽 에너지 충전하기

  측두엽 에너지 충전하기

  두정엽 에너지 충전하기

  후두엽 에너지 충전하기

③ 뇌 에너지 느끼기 수련

  간뇌 에너지 느끼기

  중뇌 에너지 느끼기

  소뇌 에너지 느끼기

연수 에너지 느끼기

척수 에너지 느끼기

④ 간뇌호흡

⑤ 치매예방을 위한 자율 진동하기

⑥ 신경면역력강화 뇌 운동요법

⑦ 뇌림프관 활성화하기

제7장

생기 뼈 호흡법과
생기두뇌천골요법

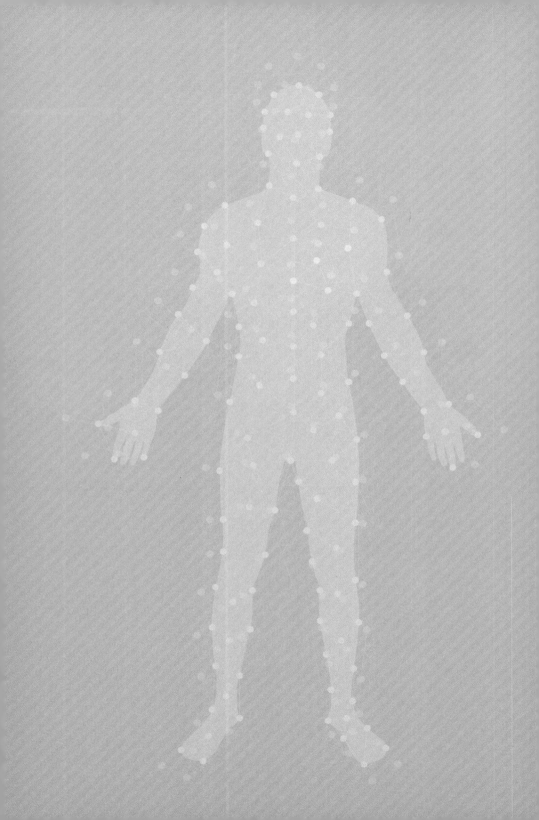

① 생기 뼈 호흡법

생기 뼈 호흡법은 필자가 정수리에 있는 백회혈이 개혈되고 두개골에서 경추—흉추—척추—골반뼈에 이르기까지 생기 에너지를 뼈의 척추 라인에 하루에 30분씩 1년 동안 충전시킨 후에 스키오라는 양자생체정보분석기로 진단 검사해보니 일반사람은 면역지수가 50-80인데 필자는 93이라는 면역지수가 높아 대장암에 걸리지 않았던 사례를 앞서 설명했다.

뼈가 건강해야 한다. 뼈의 골수에서 혈액을 생산하고 면역세포를 만들어낸다.

지금 현대인들은 약의 과다남용과 오용으로 뼈를 병들게 만든다.

암환자나, 난치병, 불치병이 있는 환자는 오랜 질병으로 장기는 저체온이고, 각종 독소와 냉기로 뼛속에 오랫동안 잠재되어 있어 다른 뼈들을 암으로 전이시키고 있다.

질병의 총공격은 모든 장기와 뼈를 병들게 해 마지막 최종목표인 혈액과 면역세포를 만들어내는 뼈의 골수를 약화시키고, 우리 몸에 면역기능을 초토화시켜 병자로 살아가게 만드는 것이다.

그러므로 생기 뼈 호흡법으로 뼛속을 생기 에너지로 충전하게 하여 뼈의 골밀도와 골수를 활성화시켜 뼈를 건강하게 만들어 면역력을 증진시키고 자연치유력을 강화해야 한다. 생기 뼈 호흡법은 세 가지 호흡 수련법이 있다.

첫째는 백회혈을 이용하여 두개골-경추-흉추-척추-골반-미골까지 뼈를 생기로 충전시키고, 둘째는 용천혈을 이용하여 발목뼈-무릎-대퇴골-고관절-치골-골반까지 뼈를 생기로 충전시키고, 셋째는 노궁혈을 이용하여 손목-쇄골-견갑골-흉추-늑골-흉골-명치까지 충전시키는 호흡 수련법이다.

1) 백회혈을 이용한 생기 뼈 호흡법

백회혈을 통하여 먼저 두개골 전체를 생기 에너지로 충전시킨 후에 다음은 경추 뼛속과 흉추와 척추 뼛속을 그리고 골반과 미골까지 백회혈과 척추 라인에 있는 피부의 모든 구멍을 통해 생기 에너지가 뼛속으로 들어오도록 마음을 집중하고 뼈를 의식하면서 뼈로 호흡하는 것을 말한다.

필자는 회사에 근무하면서 업무의 스트레스로 두개골 후두부에 여러 개의 콩알만한 신생물질 결절로 인해 두통과 불면증으로 고생한 적이 있었다. 그러나 생기 뼈 호흡법을 6개월 동안 집중적으로 하여 두개골 후두부에 결절이 차츰 없어지면서 두통과 불면증이 사라지는 임상체험을 했다.

　생기 뼈 호흡법은 에너지를 뼛속으로 흡수하여 건강한 골수를 생산하고, 노화를 막고, 뼈를 압착하여 노폐물을 분해하고, 골다공증을 예방하고, 뼈를 건강하게 만드는 뼈 호흡법이다.

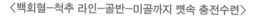

〈백회혈─척추 라인─골반─미골까지 뼛속 충전수련〉

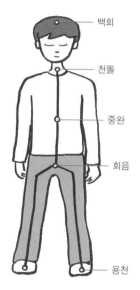

백회

천돌

중완

회음

용천

* 백회혈 생기 뼈 호흡 수련법

① 호흡으로 백회혈에서 유입된 에너지를 경추와 흉추의 뼛속과 겉 부분을 의식하고 뼈를 압축하면서 5분간 충전시킨다.

② 호흡으로 백회혈에서 유입된 에너지를 척추의 뼛속과 겉 부분을 의식하고 뼈를

압축하면서 5분간 충전시킨다.

③ 호흡으로 백회혈에서 유입된 에너지를 골반의 뼛속과 겉 부분을 의식하고 뼈를
   압축하면서 5분간 충전시킨다.

2) 용천혈을 이용한 생기 뼈 호흡법

인체의 형상을 유지하게 해주는 뼈와 연골에 압력이 가해지거나, 이
들의 성장과정에서 미약한 전기가 발생한다고 한다. 뼈는 압전효과에
의해 뼈세포가 생성된다. 뼈의 압전효과가 많으면 골세포가 조밀하게
되고, 없으면 성글게 되어 골다공증에 걸린다. 그런데 자동차 문화가
발전되면서 거의 걷지 않는다. 그러니까 어린아이도 골다공증에 걸려
넘어지면 뼈가 부러진다. 뼈가 강해지려면, 전기자극을 통해 뼈에 압
력의 변화가 필요하다. 뼈의 압력을 주는 것이 바로 걷기운동이나 뼈
호흡법이다.

용천혈을 통하여 발목뼈와 무릎뼈 그리고 대퇴골과 고관절과 골반
뼛속 그리고 치골까지 용천혈과 다리에 있는 피부의 모든 구멍을 통해
생기 에너지가 뼛속으로 들어오도록 마음을 집중하고 뼈를 의식하면
서 뼈로 호흡을 한다.

* 용천혈 생기 뼈 호흡 수련법

① 호흡으로 용천혈에서 유입된 에너지를 발목과 무릎의 뼛속과 겉 부분을 의식하
   고 뼈를 압축하면서 10분간 충전시킨다.

② 호흡으로 용천혈에서 유입된 에너지를 대퇴골과 고관절의 뼛속과 겉 부분을 의식

132

〈용천혈-발목-무릎-대퇴골-고관절-골반-치골충전수련〉

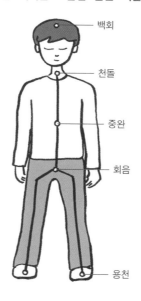

백회

천돌

중완

회음

용천

하고 뼈를 압축하면서 10분간 충전시킨다.

③ 호흡으로 용천혈에서 유입된 에너지를 골반과 치골의 뼛속과 겉 부분을 의식하고 뼈를 압축하면서 10분간 충전시킨다.

3) 노궁혈을 이용한 생기 뼈 호흡법

우리 몸의 뼈는 생명근본의 본질이고, 그 뼈는 생기가 되어 몸을 살릴 수 있고, 뼈가 회복되면 모든 몸의 질병을 회복시킨다.

필자도 생기 뼈 호흡법으로 대장암을 예방했다. 이제는 뼈 호흡법과 동시에 뼈에 기운을 주고 노폐물을 분해시키는 건강보조 터치 기구와 의료기기를 우리 모두가 연구하고 만들어 각종 성인병을 예방하고 치유해보자.

정형외과 의사인 로버트 베커 박사 연구결과에 따르면 뼈는 압전소자의 성질을 띠고 있으며, 기계적 외압을 전기 에너지로 변화시킨다고 말하고 있다. 아무쪼록 미래의학인 양자의학의 본질을 이용한 양자파 의료기기나, 우주 에너지를 끌어들이는 에너지 피뢰침이나, 외부에서 손으로 뼈의 압력을 가하는 철삼봉을 만들어서 뼈를 건강하게 만드는 건강보조기구나, 의료기기를 만들어보자.

노궁혈을 이용한 생기 뼈 호흡 수련법은 노궁혈을 통하여 손목과 견갑골 그리고 흉추를 통하여 늑골(가슴뼈)에 숨어 있는 노폐물을 분해하고 흉골에서 명치에 있는 노폐물을 분해할 수 있도록 팔 근육과 피부의 모든 구멍을 통해 생기 에너지가 뼛속으로 들어오도록 마음을 집중하고 뼈를 의식하면서 뼈로 호흡을 한다.

〈손목-쇄골-견갑골-흉추-늑골-명치〉

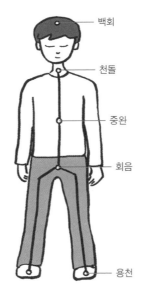

백회

천돌

중완

회음

용천

* 노궁혈 생기 뼈 호흡 수련법

① 호흡으로 노궁혈에서 유입된 에너지를 손목과 쇄골의 뼛속과 겉 부분을 의식하고 뼈를 압축하면서 10분간 충전시킨다.

② 호흡으로 노궁혈에서 유입된 에너지를 견갑골과 흉추의 뼛속과 겉 부분을 의식하고 뼈를 압축하면서 10분간 충전시킨다.

③ 호흡으로 노궁혈에서 유입된 에너지를 늑골과 명치의 뼛속과 겉 부분을 의식하고 뼈를 압축하면서 10분간 충전시킨다.

2

생기 뼈 에너지 자가 치유법

생기 뼈 에너지 자가 치유법은 백회에서 유입된 치유 에너지를 자신의 손가락 및 손바닥 노궁혈로 모은 후 첫 번째, 두개골 전면과 후면 전체, 두 번째, 가슴뼈 좌우 10개 부위, 세 번째 골반과 치골부위와, 네 번째, 꼬리뼈부위, 다섯 번째, 발목과 무릎 그리고 발꿈치 뼈 부분을 10분에서 20분간 집중적으로 뼛속을 충전시키고, 각 장기의 질병으로 인하여 뼛속에 숨어 있는 신생물질의 결절(작은 혹 덩어리)들을 치유 에너지로 제거시킨다.

1) 스트레스가 많은 사람들은 뇌의 열이 발생되어 뼈가 산화되어 두개골 전두부와 후두부에 신생물질의 결절들이 있어 이로 인해 두통과 불면증을 초래한다.

시술자는 환자를 누운 자세에서 두개골 전두부와 후두부 전체를

10에서 20분간 뼛속을 집중적으로 치유 에너지로 충전시키고, 전두부와 후두부에 있는 신생물질의 결절들을 제거시킨다.

2) 간장과 폐와 심장의 질병으로 늑골 속에 숨어 있는 신생물질의 결절을 치유 에너지로 제거시키고, 가슴뼈만 집중적으로 10분에서 20분간 충전시키고, 뼛속의 노폐물을 제거하여 뼈를 깨끗이 관리하면 건강해진다 .

3) 뼈 호흡으로 뼈를 압축해서 뼛속까지 에너지가 충전되면 미세한 전기가 발생하면서 당을 연소시킨다.
당뇨환자는 골반뼈를 10분에서 20분간 집중적으로 충전시키고 골반뼈에 숨어 있는 신생물질의 결절들을 제거시킨다.

4) 요통환자는 치골과 미골의 변독과 요독으로 허리의 통증을 호소하므로 미골을 10분에서 20분간 충전시킨다.

5) 고혈압환자는 두개골과 골반 그리고 발꿈치를 10분에서 20분간 뼈를 집중적으로 치유 에너지로 충전시킨다.

6) 초기에 각종 장기들의 질병은 두개골과 가슴뼈와 골반과 미골 그리고 무릎과 발가락 뼈 근처의 작은 혹덩어리에서 천천히 뼛속에 10년에서 20년 동안 숨어 있다가 말기에 암질환으로 나타난다.

7) 질병의 치유기간은 고혈압의 경우 초기혈압 150은 6개월 정도, 혈압 200은 1년에서 2년 정도, 뼈 호흡 운동을 하면서 뼈 에너지 충전요법을 병행 치유하고 두통과 불면증 치유는 1년 정도, 당뇨는 증세에 따라 1년에서 5년 정도, 그리고 각종 질병은 증세에 따라 진단과 검사하여 뼈 호흡으로 치유한다.

생기 골수기공 수련법

생기 골수기공 수련법은 뼈 호흡을 어느 정도 숙련시키고 우주의 살아 있는 에너지를 정수리의 백회혈과, 손바닥의 노궁혈과 발의 용천혈을 통해 뼛속으로 공기를 수용하여 뼈를 튼튼하게 만들고, 뼈의 골밀도와 골수를 활성화하여, 혈액을 원활히 생산하고, 면역력을 강화시키고 자연치유력을 향상시키는 기공 수련법이다.

1) 먼저 기마자세를 취하고 머리에 있는 백회혈을 의식하고 백회-두정골-전두골-측두골-후두골-비골의 뼛속을 나선형으로 돌려서 뼈를 압축하는 마음으로 10분간 뼈 구멍을 통해 생기 에너지로 충전시켜 냉기를 뽑아내고 골기를 채운다.

   * 두개골의 앞면은 전두골, 윗면은 두정골, 뒷면은 후두골, 측면은 측두골로 구분한다.

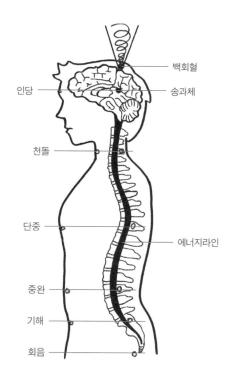

백회혈

인당

송과체

천돌

단중

에너지라인

중완

기해

회음

여기에서 전두골이 냉해지면 전두엽기능인 기억, 판단 등과 같은 이성적 사고 기능에도 영향을 주고, 또한 후두골이 냉해지면 시각기능에도 영향을 미치게 되고, 측두골이 냉해지면 청각기능에 장애가 나타난다.

그리고 비골의 냉기가 있게 되면 비염, 축농증 증상들이 나타난다. 또한 위턱과 연결된 뼈를 상악골, 아래턱과 연결된 뼈를 하악골이라고 하는데 이곳에 골기가 충만하면 잇몸과 이빨이 건강해진다. 그러므로 백회혈을 통해 생기 에너지로 두개골 전면에 충전시키고, 또한 두개골의 전반적인 골냉현상을 제거해야 한다.

2) 먼저 기마자세를 취하고 손에 있는 노궁혈을 의식하고 노궁혈—

손목–팔꿈치–견갑골–흉추–늑골의 뼛속을 나선형으로 돌려서 뼈를 압축하는 마음으로 10분간 뼈 구멍을 통해 생기 에너지로 충전시켜 냉기를 뽑아내고 골기를 채운다.

* 늑골은 내부에 폐와 심장, 간, 비장 등의 중요장기를 수용하고 있다. 따라서 늑골의 각 뼈마디가 어떠한 상태인지에 따라서 내부 장기가 영향을 받게 되고 반대로 내부의 장기의 상태에 따라 늑골의 뼈 상태도 영향을 받는다.

예를 들어 폐와 심장을 싸고 있는 앞가슴의 늑골이 퇴화하거나 냉하면 이들 장기의 기능은 현저하게 떨어지고 이것이 장기화되면 기혈순환이 장애받아 암과 같은 중병으로 변화할 수 있다.

흉골요법에서 냉기로 인하여 늑골 2, 3, 4번은 폐기능을 좌우하고 늑골중앙에서 좌에 이르는 4, 5번은 심장기능, 늑골 6, 7번은 횡격막기능, 좌측늑골 10, 11번은 비장의 기능, 우측 8, 9, 10번은 간, 담의 기능에 영향을 미친다.

그러므로 노궁혈을 통해 생기 에너지로 늑골에 충전시켜, 냉기를 뽑아내고 늑골을 건강하게 만들어야 한다.

3) 기마자세를 취하고 머리에 있는 백회혈을 의식하고 백회–경추–흉추–척추–골반의 뼛속을 나선형으로 돌려서 뼈를 압축하는 마음으로 10분간 뼈 구멍을 통해 생기 에너지로 충전시켜 냉기를 뽑아내고 골기를 채운다.

※ 백회를 통해 척추 라인에 있는 뼈는 경추 7개, 흉추 12개, 요추 5개, 미골과 골반으로 이루어져 있다.

그런데 흉추, 요추 골반은 오장육부의 기능과 밀접한 관련이 있다.

대체로 내장기관의 기능에 이상이 있으면 해당 뼈마디의 척추의 뼈마디가 튀어나와 있거나 함몰되어 있다.

그러므로 등 뒤의 흉추, 요추와 골반까지 생기 에너지로 10분간 충전시켜 냉기를 뽑아내고 골기를 채워서, 각 뼈마디 좌우에 해당되는 폐유, 궐음유, 간유, 담유, 비유, 위유, 신유, 대장유, 소장유의 경혈을 활성화시켜 각종 질병을 예방한다.

4) 기마자세를 취하고 발에 있는 용천혈을 의식하고 용천혈—발—발목—발꿈치—무릎—대퇴골—고관절—골반의 뼛속을 나선형으로 돌려서 뼈를 압축하는 마음으로 10분간 뼈 구멍을 통해 생기 에너지로 충전시켜 냉기를 뽑아내고 골기를 채운다.

※ 발의 하지뼈는 인체의 전반적 기혈순환에서 중요한 역할을 차지한다. 겨울철 노출은 하지의 뼈가 냉해진다.

만약 하지의 뼈가 냉해지면 전체적인 골기 순환이 원활하지 않을 뿐만 아니라 하지를 관통하는 장부의 경락은 장애를 받게 된다.

그러므로 피부를 비롯한 각종 장부 신체기관의 장애도 뼈의 기능과 관련시켜서 살펴보아야 하고 그 뼈의 기능을 회복시키는 데 역점을 두어야 한다.

④ 생기 두개천골요법

인체는 3가지 순환계로 존재한다. 첫째는 혈관계이다. 혈액이 지나는 길인 혈관과 혈액을 순환시키는 심장이 여기에 포함된다. 혈액은 심장이 가하는 압력으로 동맥을 타고 온몸으로 퍼져 나간다. 혈액은 모세혈관에 도달해 세포에 영양분과 산소 등을 전해주고, 정맥을 거쳐 심장으로 복귀한다.

두 번째 순환계로는 림프계가 있다.

혈관계와 달리 림프계는 림프관과 림프샘으로 이루어져 있고 조금 독립적으로 존재한다. 림프관을 통해 흐르는 체액을 림프액이라고 부른다.

림프액의 역할은 주로 노폐물을 옮기는 것이다.

노폐물 회수와 운반이라는 작용은 정맥을 지나는 혈액과 마찬가지지만, 쓰레기의 크기가 다르다는 것이 큰 차이점이다. 림프관은 혈관으로 다 회수되지 못한 커다란 쓰레기를 운반한다. 또한 세균이나 바이러스 등을 림프관 중간에 있는 림프샘에서 여과해 유해물지로부터 인체를 보호한다.

림프샘은 몸 전체에 800곳 이상이 있는데, 그중에서도 특히 빗장뼈 위쪽 목 부분, 겨드랑이, 서혜부, 무릎 뒤쪽에는 큰 림프샘이 있다. 건강한 상태라면 림프액으로 운반된 유해물질들은 림프샘에서 간단하게 제거된다.

문제는, 림프액에는 심장처럼 펌프 역할을 해주는 장치가 없기 때문에 몸을 움직이거나, 마사지를 하거나, 심호흡을 함으로써 림프액이 잘 순환하도록 도울 수는 있다.

세 번째 순환계는 "뇌척수액" 순환계이다.

그런데 뇌척수액이란 말을 처음 들어본 사람도 있을 것이다.

뇌척수액은 머리뼈와 척추 안에 있는 체액으로 뇌와 척추를 지키는 역할을 하고 있다.

두개골과 천골을 에워싸고 있는 뇌척수액의 흐름이 그것인데 이러한 뇌척수액과 직접적으로 연관해서 뇌기능개선과 체내 항상성을 회복하는 생기 두개천골요법이 새로운 에너지요법으로 주목받고 있다.

뇌척수액은 뇌의 뇌실에서 생산되어 두개골과 천골 사이를 하루에 3회~5회 정도 왕래한다.

두개천골은 1분당 6~12회의 주기를 가지고 율동적으로 움직이고 있으며 이 움직임은 생명력, 면역력과도 직결된다.

가령, 혼수상태에 있는 환자의 경우 1분당 4번 미만으로 떨어지며,

항상제 등의 약물복용자는 20회 이상으로 관찰된다.

수두증이라는 병명을 들어본 적이 있는가. 순환이 잘 안 되어 뇌안에 뇌척수액이 고임으로써 뇌의 압력이 높아져 두통, 구토, 경련, 정신증상 등 다양한 증상을 일으키는 질환이다.

또한 교통사고로 뇌척수액이 새어나가 후유증이 심각해지는 경우도 있다.

이처럼 뇌척수액은 잘 알려져 있지 않지만, 매우 중요한 제3의 순환계이다.

소량이라도 뇌척수액이 늘어나거나 줄어들면 심각한 사태가 발생한다는 사실을 꼭 기억해야 한다.

그리고 뇌척수액의 생산과 순환이 원활하지 않을 경우, 다음과 같은 증상이 나타난다.

◆ 피곤한 상태가 지속된다.

◆ 기력이 없다.

◆ 의욕이 생기지 않는다.

◆ 늘 나른하다.

◆ 몸이 무겁다.

뇌척수액을 조정하는 생기 두개천골요법

뇌는 뇌척수액을 생산하고, 순환시키기 위하여 머리뼈와 엉치뼈는 함께 움직인다.

접형골(관자놀이뼈)과 후두골(제1경추와 이웃한 머리뼈)의 연결부위를 접형 후두저 결합이라고 한다. 이 결합 부위는 위로 아래로 항상 움직이고 있다.

접형 후두저 결합이 정수리 쪽으로 움직이는 것을 '굴곡'이라고 하며, 이때 뇌척수액이 생산된다. 반대로 다리 쪽으로 움직이는 것을 '신전'이라고 하며, 이때 뇌척수액이 순환한다.

굴곡과 신전은 2-3초에 1번의 리듬으로 움직이고 있다.

신기한 것은 이 굴곡과 신전이 엉치뼈(선골)와 연동해 움직인다는 것이다.

머리뼈의 후두골과 척추 따라 골반뼈가 굴곡과 신전이 잘되도록 다음과 같이 생기 뼈 에너지 충전요법을 사용한다.

1) 먼저 머리뼈 접형후두부에 손가락으로 에너지를 5분간 충전시켜, 뇌척수액의 순환을 촉진시킨다.

2) 골반부분을 손으로 에너지를 5분간 충전시켜 뇌척수액의 순환을 촉진시킨다.

3) 다리에 있는 발목부분을 손으로 에너지를 5분간 충전시킨다.

4) 뇌척수액의 순환이 원활할 경우, 의욕이 생기고, 피로가 풀리며 의 가벼운 증세를 느낄 수 있다.

1차적으로 생기 에너지를 전송하여 몸의 긴장을 완화시킨 후, 2차적으로 뇌척수액이 순환이 잘되도록 손으로 두개골부분과 천골부분 및 발목부분을 부드럽게 풀어준다.

⑤
생기 흉골 결절 제거법

생기 흉골 결절 제거법은 인체 장기의 질병으로 흉골 중심으로 늑골과 골반, 치골 생긴 신생물들의(결절, 혹 덩어리) 압통부위를 진단하고 치료하는 것이다.

치료하는 방법은 신생물질을 침이나, 갈비뼈 마사지, 생기 뼈 호흡법으로 제거하면 된다. 치료기간은 증세에 따라 6개월에서 1년 정도 걸린다.

흉골 결절 제거법의 질병은 흉골과 늑골, 치골, 골반 그리고 두개골에서 생기고, 질병의 종류는 다음과 같이, 간과 담, 심장과 소장, 위와 비장, 폐와 대장, 신장과 방광, 갑상선, 요통과 췌장, 발목과 무릎, 전립선과 자궁, 난소, 뇌에서 발생된다.

필자는 직장에서 심한 스트레스로 두개골 전두부와 후두부 결절로 불면증과 두통의 질병이 발생하여 생기 뼈 호흡법으로 두개골 결절을

제거시키는 데 6개월 정도 걸렸지만 두개골의 결절이 제거된 후 불면
증과 두통이 자연스럽게 사라지게 되었다.

생기 흉골 결절 제거 수련법

1) 생기 흉골 결절 제거 수련법은 노궁혈을 이용한 뼈 호흡법으로
   손목과 흉추를 통하여 흉골과 늑골에 숨어 있는 신생물질을 제
   거할 수 있도록 가슴뼈 좌우 겉 부분과 뼛속에 붙어 있는 결절을
   분해하고 제거하는 마음으로 늑골에 강한 에너지로 압축 제거하
   면서 10분간 생기 뼈 호흡을 한다.

2) 흉골과 늑골에 있는 신생물질을 손으로 만지고 확인 점검한 후
   직접 고파동 에너지 전송법으로 결절을 5분간 분해 제거시킨다.

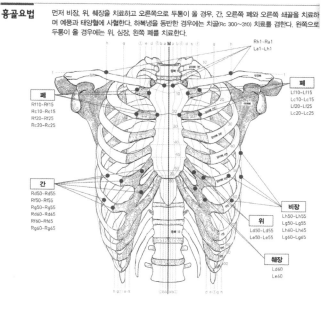

6

생기 건강복식호흡 수련법과 효과

일반적인 흉식호흡은 늑골 사이에 있는 늑간근에 의해 넓히거나 수축시킴으로 폐에 공기를 흡입, 배출시키는 호흡법인데 반하여, 복식호흡은 흉강과 복강 사이에 있는 횡격막을 상하로 움직임으로써 폐에 공기를 들이마셨다 내뱉는 형태의 호흡법을 말한다. 다시 말하면 흉식호흡은 벌어진 갈비뼈를 당겨 올리며 흉부를 앞뒤로 팽창시켜 호흡하는 방법이고, 복식호흡은 횡격막을 아래로 당겨하는 호흡법이다.

어린아이는 태어나서 천천히 깊은 복식호흡을 하지만 어른으로 성장하면서 각종 스트레스로 인하여 어깨가 움츠리는 짧은 흉식호흡을 하게 되며 나이가 더 들어감에 따라 어깨로 숨을 쉰다고 한다.

흉식호흡은 호흡이 얕고 짧아 자율신경의 균형을 깨트리고 혈액순환을 저해하여 체온을 떨어뜨리게 된다.

여기에 저하된 폐활량이 가세하여 세포에 충분한 산소와 영양분을 적기에 공급하지 못하게 되므로 신진대사를 떨어뜨리고 결국 면역기능이 저하되어 만성질병상태에서 암환자로 노출될 수 있다.

지금 우리는 산소가 결핍된 흉식호흡을 하면서 살고 있는지 또는 산소를 충분히 들이마시는 복식호흡을 하면서 살고 있는지 호흡을 체크해보자.

생기 건강복식호흡 수련법

1) 소음이 없는 편안한 장소에서 반듯이 눕거나 의자에 바르게 앉아 척추를 바로 세우고 어깨에 힘을 빼고 몸을 편안하게 유지한 상태로 왼손을 가슴의 명치 부분에 올려놓고 오른손은 복부에 올려놓는다.

2) 맨 처음 우주에 살아 있는 생기 에너지를 생각으로 의식하면서 코로써만 들숨을 깊고 천천히 10초간 들이마시고, 잠시 5초간 숨을 멈추고 다시 날숨으로 코로 천천히 10초간 내쉰다. 숨을 마실 때는 우주의 에너지가 나의 몸속으로 들어와 아랫배에 쌓이고 있다는 생각을 하고, 숨을 내쉴 때는 몸속의 나쁜 에너지가 날숨과 함께 밖으로 빠져나가고 있다는 상상을 한다.

3) 이때 왼손으로는 명치부분이 부풀어 오르지 않는지 의식하고 오른손으로는 복부가 제대로 팽창되는지 확인한다. 이는 의식적으로 호흡에 흉식호흡을 지양하고 복식호흡을 스스로 유도하기 위한다.

4) 거북이는 1분간에 20-30초 길게 2-3번 호흡을 하면서 300년을 산다. 사람은 1분에 4-5초로 12-15번 호흡을 하고 수명은 80-100년을 산다. 이처럼 호흡의 길이에 비례하여 수명이 길어진다. 그러므로 우리는 어느 정도 호흡이 숙달되면 호흡의 길이를 늘려서 들숨을 깊고 천천히 20초간 들이 마시고, 잠시 20초간 숨을 멈추고, 숨을 멈추는 동안 에너지가 단전에서 활성화되는 것을 실제로 의식으로 느끼고, 천천히 날숨은 20초간 코로 내쉰다.

숨이 정지되는 동안 아랫배 단전으로 들어오는 생기 에너지가 활성화되어 아랫배에서 열감과 진동을 느끼도록 수련을 해야 한다.

5) 이러한 생기건강복식호흡 운동은 단지 몸속에 산소를 받아들이고 이산화탄소를 내보내는 생리적 차원을 넘어서 우주의 실제로 존재하는 에너지를 생기 복식호흡을 통하여 아랫배에 생기 에너지가 활성화되어 에너지가 우리 몸의 경락, 근육, 뼈, 기관, 에너지 통로 구석구석까지 스며들도록 해야 한다.

지금 조용히 눈을 감고 아랫배에 정신집중 하여 천천히 숨을 하루에 30분에서 60분간 호흡운동 하여 우리 몸의 건강을 회복시켜 보자.

6) 복식호흡의 들숨 시에는 복부의 압력이 높아져야 하고 복식호흡에서는 횡격막을 이완시켜 들숨 시 부드럽고 편하게 복부 쪽으로 충분히 횡격막이 내려오도록 하는 것이 가장 중요하다.

들숨을 할 때 횡격막이 아래쪽으로 내려오면 상대적으로 복압이 올라가게 된다.

복부의 압력이 올라가야 혈액순환이 잘 이루어진다.

7) 처음에는 복식호흡이 부자연스러울 수 있으나 여러 번 수련하다 보면 편해진다. 복식호흡이 어느 정도 숙달이 되면 호흡을 늘려서 30초에서 1분까지도 차츰 자기체질에 맞게 복식호흡에 도전해 보자.

호흡이 숙달되면 이제는 아랫배 하단전(기해혈)에서 온열감과 기감을 충분히 키운 다음에는 서서히 의식을 중단전(전중혈)으로 옮기고 중단전에서 충분히 기감을 만든 후에는 상단전(인당혈)을 통해 에너지를 받아들이고 내보내면서 미세한 기감을 점점 키워 에너지를 상단전에 충전시킨다.

생기 복식호흡의 효과

1) 장의 연동운동 원활

복근을 이용해서 숨을 쉬기 때문에 근육이 단련되고 복압이 커지게 되는데, 복압이 커지면 대장에 자극을 주어 장의 연동운동이 활발하게 된다.

장의 연동운동이 활발해지면 소화나 흡수 그리고 배설작용을 원활하게 하여 변비를 해소하고, 소화장애를 개선시키고 체온을 상승 시킬 수 있다.

2) 심폐기능 향상

복식호흡을 할 때 횡격막을 상하로 움직이므로 산소 섭취량이 늘어나고 이산화탄소를 효과적으로 배출시켜 폐활량을 늘리고, 심장과 폐기능이 좋아지는 효과가 있다.

3) 체지방 감소

복식호흡은 일반적인 흉식호흡에 비해 칼로리 소모량이 2배 가까이
높아 신진대사를 원활하게 해주어서 체지방을 감소시키며 특히 배의
근육을 사용하기 때문에 뱃살 제거의 효과가 탁월하다.

4) 혈압저하

깊고 느린 복식호흡은 특히 말초혈관의 저항을 감소시키고 혈류의
속도가 느려져 혈압을 떨어뜨리는 효과가 있어 고혈압 치료에 효과적
이고 동맥경화와 혈전을 예방한다.

5) 집중력 향상

심호흡으로 복식호흡은 스트레스를 받았을 때 긴장을 풀어주고 근
육을 이완시켜 줌으로써 정신을 청명하게 만들며 평상시에는 집중력
을 높이고 맑은 정신을 유지할 수 있도록 도와준다.

6) 불안장애 치료

복식호흡은 부교감 신경을 활성화시켜 자율신경의 균형을 유지시키
고 부교감 신경의 활성화는 심장박동을 진정시키고, 원활한 산소공급
을 도와 근육이 이완되고 심신이 편안해지므로 약물치료나, 인지행동
치료 및 불면증, 두통, 불안장애, 공황장애 등의 여러 신경정신질환에
증상을 완화시킨다.

7) 콜레스테롤 조절

최근 논문에 의하면 복식호흡은 심혈관질환과 뇌졸중을 일으키는
주요한 원인인 나쁜 성분의 콜레스테롤LDL을 감소시키고 좋은 성분의

콜레스테롤HDL은 증가시켜 성인병을 예방한다.

8) 기타

복식호흡은 부교감 신경을 활성화시켜 백혈구 생산속도가 늘려 면역력을 증가시킨다든지 손상된 조직이 회복되는 속도가 빨라지게 하는 등의 효과가 있다.

생기 척추 및 골반 교정하기

인체의 척추는 인체 구조적으로 매우 중요하다. 왜냐하면 모든 인체의 체중을 쉬지 않고 떠받고 있기 때문이다. 그러므로 인체의 자세가 삐뚤어지면 질병을 일으키게 된다. 즉 인체의 균형적 조화가 바르지 못하기 때문에 질병을 유발시킨다. 예를 들어 경추가 바르지 못하면 목과 팔에 이상이 오고, 흉추가 바르지 못하면 순환계통이나 천식, 호흡곤란이나 소화불량 등과 같은 질병을 앓게 된다. 그리고 요추가 바르지 못하면 비뇨 기관이나 하지에 이상이 온다. 그러므로 항상 인체의 자세를 바르게 가지는 습관을 가져야 한다.

척추자세 교정

① 맨 처음 자세는 목은 하늘을 쳐다보고 허리는 S자형으로 하고 두 손을 잡고 허리 뒤로 하고 궁둥이는 뒤로 내밀고 30초에서 1

<척추자세 교정>

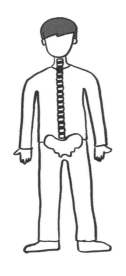 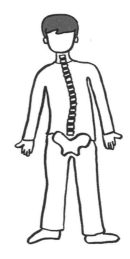

분간 10회까지 서서 자세를 교정시키고 백회에서 유입되는 생기 에너지로 경추에서−흉추−척추−골반−꼬리뼈까지 자율 진동시킨다. 그리고 두 번째는 편안한 자세로 허리를 바르게 하고 의자에 앉는다.

② 척추에 있는 경추마디와 흉추, 요추 뼈마디를 바라본다.

③ 백회에서 유입되는 생기 에너지로 경추 일곱 마디를 상하, 좌우로 자율 진동하여 경추를 바르게 교정시킨다.

④ 백회에서 유입되는 생기 에너지로 흉추 열두 마디를 상하, 좌우로 자율 진동하여 흉추를 바르게 교정시킨다.

⑤ 백회에서 유입되는 생기 에너지로 요추 다섯 마디를 상하, 좌우로 자율 진동하여 요추를 바르게 교정시킨다.

⑥ 백회에서 유입되는 생기 에너지로 경추, 흉추, 요추에서 골반까지

상하, 좌우로 자율 진동시킨다.

골반자세 교정

신체의 자세가 불균형이 되면 질병이 오게 된다.

왼쪽 다리가 길어진 사람의 경우 복부 내장기관의 기능의 장애가 가해져 소화불량이나 식욕부진, 나아가서는 소화계통에 병증이 일어나게 되며 오른쪽 다리가 길어진 경우 심장, 기관지등 순환계통에 병증이 나타나게 된다.

그러므로 두 다리의 길이가 같아야 건강이 유지된다.

인체의 기본은 골반을 중심으로 서로 대칭균형을 이루면서 몸의 절반을 차지하는 다리의 길이가 양쪽이 같다. 그러나 생활하는 과정의 여러 가지 원인으로 편중된 동작이거나 바르지 못한 자세를 취함으로 그 결과 양 골반은 한쪽이 높거나 낮아지고 양다리는 골반의 변위 상태에 따라 각도상의 이상이 생기면서 길이 상으로 차이가 생기게 된다. 이렇게 될 경우 대부분이 두 다리 가운데 골반이 높은 쪽의 다리를 생활의 모든 몸동작에 무의식적으로 먼저 쓰면서 생활하므로 인해 점점 더 몸의 균형이 무너지면서 골반이 삐뚤어지게 된다. 그러므로 두 다리의 길이가 균형 있게 같아지도록 교정운동과 백회에서 유입되어 에너지를 자율 진동 시켜 골반을 교정시킨다.

1) 변형된 골반으로 생기는 증상

① 허리, 목 디스크가 있다.

② 상반신이나 목이 한쪽으로 기울어져 있다.

③ 골반이 뒤틀어져 양쪽 다리의 길이가 다르다.

④ 요실금, 요통, 생리통 및 생리불순이 심하다.

⑤ 우주 에너지를 우선성(오른쪽 소용돌이) 또는 좌선성(왼쪽 소용
돌이)으로 이미지화해서 백회(百會)로 들어오는 에너지를 오른손
으로 오링테스트하면 에너지가 강하게 혹은 약하게 들어오는
지를 느낄 수 있다. 엉덩이 및 하체비만, 좌우 엉덩이 높이가
다르다.

2) 골반과 척추 교정하기

왼쪽 다리와 오른쪽 다리가 긴 경우

① 먼저 엎드려 누워서 왼쪽 및 오른쪽 다리가 길고, 짧은지를 비
교해 본다.

② 척추봉에 골반을 올려놓고 5–10분간 고정시켜 척추에 협착된
근육을 풀어본다.

③ 척추봉에 골반을 올려놓고 좌우로 흔들어 통증을 일으키는 왼
쪽 골반과 오른쪽 골반을 차분하게 발견해 본다.

④ 만약 왼쪽 골반이 통증이 있으면 왼쪽으로 2–3분간 고정시키
고 오른쪽 골반이 통증이 있으면 오른쪽으로 2–3분간 고정시
킨다. 그리고 척추에 통증이 얼마나 있는지 마음속으로 체크해
보고 통증이 없을 때까지 계속해서 골반운동을 한다.

⑤ 다음 순서는 척추봉에 발목(아킬레스건)을 올려놓고 5–10분간

발목펌프 운동으로 혈압수치와 간수치는 내리고, 하지정맥 순
환을 촉진시킨다.

⑥ 다음은 척추봉에 목(경추)을 올려놓고 3-5분간 좌우로 천천히
목을 흔들어 목에 있는 통증을 풀어본다.

⑦ 자세는 누워서 백회에서 유입된 생기 에너지를 골반에 유통시
켜 상하, 좌우로 자율 진동을 한다.

⑧ 자세는 누워서 백회에서 유입된 생기 에너지로 왼쪽 고관절과
오른쪽 골반에 유통시킨다.

⑨ 골반교정과 척추교정이 잘 이루어졌는지 수시로 체크해 본다.

생기 임독맥회로
손으로 경혈 활성화하기

현대인들의 대부분은 전신 경락이 막혀 있다고 해도 과언이 아니다.

인체경락은 12개의 경락과 기경 8경락의 핵심줄기가 장기로부터 말단세포까지 연결되어 있다. 또한 경락 사이에는 365개의 경혈이 분포되어 신체를 감시하고 기의 흐름을 통해 건강을 유지하면서 살아간다. 그러나 어린아이 때는 누구나 임독맥의 경락이 열려 있다가 성인이 되면서 각종 스트레스나 탁한 기운 등에 의해 거의 대부분 사람들은 임독맥 경락이 막혀 버린다.

임독맥 경락이 막혀 있으면 전신으로 기운의 활발하게 이루어지지 않으므로 인체의 에너지장이 위축되어 제 기능을 하지 못한다. 그러므로 기운의 감각을 높이고 기의 운행을 원활하기 위해서는 임독맥의 중요한 경혈을 손으로 활성화시켜 임독맥회로를 순환시켜 주어야 한다.

손으로 임독맥 경혈 활성화하기

1) 맨 처음 배꼽에서 2-4cm 떨어진 상태에서 양 손바닥 가운데 장심혈에서 배꼽으로 생기 에너지가 흘러 들어오는 것을 느낄 때까지 손바닥으로 에너지를 10분에서 20분간 배꼽으로 보낸 다음, 배꼽에서 에너지가 활성화되는 것을 손의 감각으로 느껴본다.

2) 양 손바닥으로 회음혈 주위에 생기 에너지를 10분간 보낸다.

3) 오른쪽 손바닥은 회음혈과 왼쪽 손바닥은 천골에 두고 생기 에너지를 10분간 보낸 다음, 천골에서 에너지가 활성화되는 것을 느껴본다.

4) 양 손바닥으로 명문혈에 두고 생기 에너지를 10분간 보낸 다음, 명문혈에서 에너지가 축기되는 것을 손의 감각으로 느껴본다.

5) 독맥회로인 대추혈, 옥침혈과 백회혈에 손바닥으로 생기 에너지를 해당혈에 10분간 보낸 다음, 에너지가 활성화되는지 손의 감각으로 느껴본다.

6) 임맥회로인 인당혈, 천목혈, 단중혈, 기해혈에서 에너지 파동과 진동이 느껴질 때 까지 손바닥으로 해당혈에 10분간 에너지를 보낸다.

⑨ 생기 차크라(에너지 센터) 활성화 수련

요가에서는 신체의 7개의 중요혈에 존재하고 있는 에너지 센터를 중요시 여긴다. 그런데 진정으로 차크라를 활성화하기 위해서는 첫 번째 백회를 개혈하여 척추선의 세슘관의 5개의 주요혈을 활성화하고 두 번째는 중맥과 임맥의 주요혈에 있는 차크라를 활성화하여 온몸의 신진대사와 기혈순환을 활성화하고 그 에너지를 양손으로 소통시켜 초고파동 에너지를 발공하여 환자를 치유한다.

우리 인체의 기본 에너지 센터는 꼬리뼈 밑에 있어 성기와 방광을 관리하며 태양신경통 에너지 센터는 명치부위에 있고 횡경막, 췌장, 간,위를 다스린다.

심장 에너지 센터는 가슴 중앙에 위치하며 주로 심장과 폐에 생명에너지를 공급하고 이마 에너지 센터는 이마 중앙에 있고 뇌의 송과선과 신경을 관리한다.

정수리 에너지 센터는 정수리에 있고 뇌의 송과체와 몸 전체를 관리한다.

지금 현대인들은 만성피로와 스트레스로 인하여 거의 인체의 에너지 센터가 막히거나 고갈되어 있는 상태이다. 막혀 있는 차크라센터를 수련을 통해 활성화시키고 특히 척추선의 세슘관과 골반뼈의 온열감으로 체온을 1도 상승시키면 면역력이 5배나 상승된다.

차크라 활성화 수련

1) 정수리 백회에서 척추선의 세슘관 경로인 경추-흉추-척추-꼬리뼈까지 상상해본다

2) 백회를 열고 생기파동 에너지를 두개골에서 경추-흉추-척추-꼬리뼈까지 우선성으로 10분간 강하게 뼛속의 세슘관을 활성화시킨다.

3) 백회를 열고 생기파동 에너지로 독맥경락을 통해 회음혈까지 활성화시킨다.

4) 백회를 열고 생기파동 에너지로 임맥경락을 통해 회음혈까지 활성화시킨다.

5) 백회를 열고 생기파동 에너지로 중맥경락을 통해 회음혈까지 활성화시킨다.

6) 백회를 열고 옥침혈에서 중맥을 걸쳐 직선으로 인당혈까지 생기파동 에너지를 소통시켜 3분간 주요혈 차크라를 충전시킨다.

7) 백회를 열고 대추혈에서 중맥을 걸쳐 직선으로 천돌혈까지 생기

162

파동 에너지를 소통시켜 3분간 주요혈 차크라를 충전시킨다.

8) 백회를 열고 협척혈에서 중맥을 걸쳐 직선으로 단중혈까지 생기 파동 에너지를 소통시켜 3분간 주요혈 차크라를 충전시킨다.

9) 백회를 열고 명문혈에서 중맥을 걸쳐 직선으로 중완혈까지 생기 파동 에너지를 소통시켜 3분간 주요혈 차크라를 충전시킨다.

10) 백회를 열고 장강혈에서 중맥을 걸쳐 직선으로 기해혈까지 생기 파동 에너지를 소통시켜 3분간 주요혈 차크라를 충전시킨다.

11) 각 차크라가 활성화되어 있는지, 기의 감각으로 온몸의 주요혈에 찌릿찌릿함과 떨림 그리고 진동, 온열감을 몸으로 느껴본다.

〈척추라인의 세슘관〉

10
생기 백회개혈호흡

우주의 살아 있는 생기 에너지를 상상력과 집중적으로 백회를 개혈한 후 숨을 백회혈로 들이마시고 중맥을 거쳐 회음 쪽으로 숨을 내보낸다. 백회혈에 숨구멍이 있다고 상상을 하고 숨을 들이마실 때는 백회혈을 통해 양의 에너지가 들어와 중단전 가슴에 쌓인다고 상상을 한다.

숨을 내쉴 때는 중단전 가슴에 쌓인 양의 에너지를 중맥을 따라 음의 에너지가 모여 있는 회음 쪽으로 보낸다.

백회호흡은 양의 에너지장을 활성화시키기 때문에 양기가 부족하여 항상 허약한 체질인 사람에게 효과가 있다.

양의체질인 사람은 백회호흡과 반대로 회음혈 호흡을 하면 좋다.

회음혈로 숨을 들이마시면서 음의 에너지장을 활성화하고 숨을 내쉴 때 중맥을 따라 백회혈 쪽으로 올려 보낸다.

〈백회-회음〉

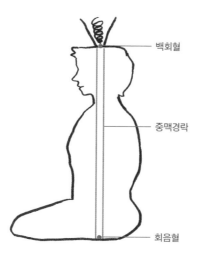

백회혈

중맥경락

회음혈

　자신의 체질에 따라 백회혈 호흡과 회음혈 호흡을 번갈아 가면서 호흡하는 방법은 인체의 에너지장의 균형을 만드는 데 도움이 된다.

생기 전신운기호흡

우주에 살아 있는 생기 에너지로 백회혈을 개혈한 후 호흡의 입구를 백회혈을 통해 임맥과 회음혈까지 운기하고 다시 회음혈에서 인체의 다리 발바닥의 용천혈까지 기운을 소통시킨다.

전신운기호흡은 임독맥은 물론 하반신의 양다리의 경락을 따라 발바닥 용천혈까지 기운을 순환시키는 호흡법이다.

자세는 일어선 상태에서 발은 어깨너비 만큼 벌리고 어깨의 힘은 빼고 손은 편안한 자세로 한다.

내면의 시선은 양발바닥 용천혈과 정수리 백회혈에 둔다.

숨을 들이마실 때는, 호흡이 양발바닥의 용천혈로 들어와 양다리 내측을 따라 회음혈까지 올라와, 독맥을 타고 정수리 백회혈까지 올라오는 것을 상상하면서 느낀다. 숨을 내쉴 때는 기운을 정수리에서 임맥을 따라 회음혈까지 내려와, 양다리의 외측을 거쳐 양발바닥의 용천

166

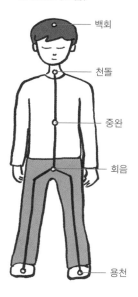

〈전신운기호흡〉

백회

천돌

중완

회음

용천

혈을 통해 땅속으로 내려 보낸다.

생기 전신운기호흡은 머리 백회혈에서 다리 용천혈까지 전신경락을 통해 위에서 아래로 내려오는 리듬 에너지를 느끼면서 숨쉬기를 계속하면 된다. 10분에서 30분간 호흡을 계속하면 우리 몸의 전신의 기운이 시원하게 소통되면서 몸이 가벼워지고 임독맥과 전신경락으로 에너지가 흐르면 몸의 기혈순환과 신진대사가 원활해진다.

제8장

퀀텀에너지
치유법

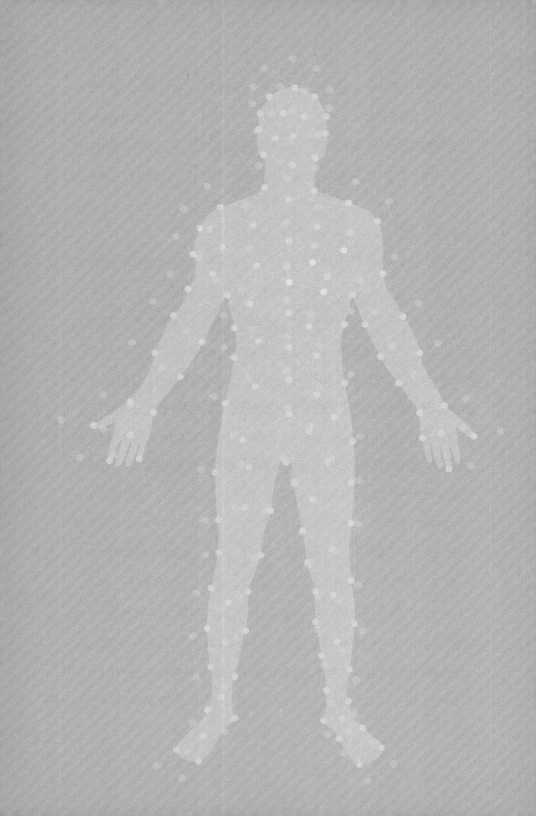

양자의학에서 본 에너지 의학

①

유체를 구성하는 쿼크 전자, 양성자, 중성자, 원자, 분자, 세포, 조직, 장기 등에는 동전의 뒷면과 같이 "숨겨진 부분"이 있다.

이것을 다른 사람들은 "정보 의학information medicine"이라 하고, "파동 의학vibration medicine"이라고도 한다.

동양의학에서는 정기신精氣神 중에서 기氣에 해당되는 부분이라고 할 수 있다.

1) 양자의학

인간의 정신활동 중에서 가장 중요한 요소의 하나인 생각이 바로 에너지의 원천이다. 왜냐하면 사람은 살아 있는 생명체로서 몸을 움직이고 그 기운으로 생각(의식 에너지)을 하기 때문이다.

어떤 물질이나 그 물질을 나누고 더 이상 나눌 수 없을 만큼 작은 알맹이가 되었을 때 이것을 양자量子, Quantum라고 부른다. 즉 물질의 성질을 띤 가장 작은 알맹이라고 할 수 있는데 이것을 다른 관점에서 보면 물질의 알맹이가 아니라 알 수 없는 어떤 에너지이다. 물질과 에너지의 기본단위인 이 양자의 크기는 원자보다 백만 배 내지는 천만 배나 더 작다.

어떤 물질이나 이 양자의 차원에서는 물질이 곧 에너지(기)로 될 수 있고 에너지(기)가 물질로 될 수 있다. 모든 양자들은 눈에 보이지 않는 에너지의 파동이다.

아인슈타인은 양자역학에서 우주의 모든 물질을 쪼개고 쪼개다 보면 결국 더 이상 쪼개지지 않는 소립자(양자)라는 작은 알맹이가 되고 이 소립자들은 특이하게도 관찰자의 의지대로 또 기대하는 방향心대로 움직인다는 사실이 밝혀졌다. 이는 아주 중요한 의미를 가지고 있다.

모든 물질과 현상은 결국 마음과 의식에 따라 창조되고 있다는 말이다. 그리고 양자의학에서는 마음은 에너지 성질을 가지고 있고 모든 사람의 마음과 몸은 양자量子의 에너지체로써 서로 연결되어 교류하고 있다고 양자물리학을 의학에 접목시켜 양자의학이란 새로운 의학을 탄생시킨 미국의 데이비드 봄David Bobm 박사는 다음과 같은 양자의학의 특징을 설명하고 있다.

① 양자의학은 사람은 몸과 마음의 이중구조로 되어 있다고 생각한다.
   사람 = 몸 + 마음

② 양자의학에서는 사람의 육체는 두 가지 구조로 되어 있다.

　몸 = 눈에 보이는 구조 + 눈에 보이지 않는 구조

　(장기+조직+세포+분자)+(원자+소립자+에너지+파동+초양자장)

③ 양자의학에서는 마음이 에너지 성질을 가지고 있다.

　마음 = 여러 가지 의식 + (소립자+에너지 + 파동+초양자장)

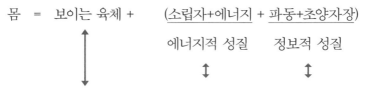

　　　　　　　　에너지적 성질　　정보적 성질

④ 양자의학에서는 사람의 마음은 여러 층으로 되어 있다고 생각
　한다.

　마음 = 표면의식+개인무의식+집합무의식+(소립자+에너지 + 파
　동+초양자장)

⑤ 양자의학은 사람의 몸과 마음이 서로 연결되어 있다고 생각한다.

　몸 　=　보이는 육체 + 　　(소립자+에너지 + 파동+초양자장)

　　　　　　　　　　　에너지적 성질　　정보적 성질

　마음 = 여러 가지 의식체 + (소립자+에너지 + 파동+초양자장)

⑥ 몸과 마음은 서로 별개로 존재하지만 긴밀히 연결되어 있어 마
　음은 몸의 구석 구석과 연결되어 있다고 했다.

현대의학	동양의학	양자의학	비 교
몸(보이는 육체) 장기+조직+세포+분자	精	생의학(몸의학)	질병이란 육체에 고장이 나서 병이 생김
보이지 않는 육체 (에너지체)	氣	에너지 의학	에너지장에 고장이 나서 병이 생김
의식체 마음	神	심신의학	마음이 고장 나서 병을 일으킴

※ 양자의학에서는 사람의 몸과 마음이 서로 연결됨

2) 에너지체의 기능

최신 양자의학에서는 인체에는 에너지체가 있어 우주 에너지와 공명할 수 있고 이 에너지장을 통하여 끊임없이 인체 내부로 에너지체를 보충할 수 있다는 사실을 강조하고 있다.

자연치유력이 가능한 것은 인체의 에너지장이 기능하기 때문이며 이는 미국의 미사추세츠 의과대학 교수 카밧진(Jon Kabat-Zin)이 암 환자가 치료 없이도 저절로 암으로부터 회복되는 경우가 있는데 이것을 자연치유력, 즉 자체적으로 치유하는 능력이라고 강조한 내용과 일맥상통한다.

조직 및 장기가 갖고 있는 정보망은 곧 에너지장으로 설명가능하며 이 에너지장이 자연치유기능을 실시하는데 숨 쉬는 일, 소화시키는 일, 세포를 성장시키는 일, 손상된 세포를 고치는 일, 독성을 순화시키는 일, 호르몬의 균형을 유지하는 일, 저장된 지방을 에너지로 바꾸는 일, 혈압을 조정하는 일, 체온을 일정하게 유지하는 일, 걸을 때 균형을 유지하는 일, 근육에 혈액 보내는 일 등 많은 활동들이 이로 기인

한다고 미국의 내과의사 초프라Deepak Chopra도 보고한바 있다.

3) 에너지 의학에서 질병의 원인

양자의학에서 질병의 원인을 설명할 때 위에서 설명한 에너지장과 에너지체의 원활한 순환을 중요시한다. 특히 에너지장 내 정체가 있으면 질병이 발병된다. 이는 인체 내 에너지가 강물이 흐르듯이 계속 흐르면서 각 조직 및 장기의 건강을 유지하는 역할을 하는데 어떤 부위에서 이 에너지가 흐르지 않고 정체되면 문제가 생기기 때문이다. 구체적으로, 에너지장 순환의 문제가 생기게 되면 첫 번째로 나타나는 현상은 그 부위의 혈액순환이 잘 안 되고, 둘째로 나타나는 현상은 혈액순환의 감소에 의하여 백혈구와 항체가 부족해지며, 셋째 나타나는 현상은 면역력의 감소에 의하여 세균이 침입하여 질병이 발생한다.

질병의 원인이 이처럼 인체 내부의 에너지장 순환의 문제로만 야기되는 것이 아니라 외부의 요인으로 인해 생기기도 한다. 대표적인 외부 요인을 몇 가지 꼽자면, 특히 해로운 음식이 갖는 에너지장은 인체 에너지장과 충돌을 일으켜 병을 일으킨다.

현대의학에서는 음식의 성분이나 칼로리 면에서 인체에 유익한 것과 해로운 것으로만 근시안적으로 분류하지만 에너지 의학에서는 음식의 성분이나 칼로리 면에서 인체에 유익한 것이라도 음식의 에너지장이 나쁘면 인체에 해로울 수 있음을 강조한다.

나쁜 물이 갖는 에너지장의 경우도 마찬가지다. 에너지 의학에서는 화학적 성분검사 및 미생물학적 검사에서 정상으로 판정된 물이라도 그 에너지장이 나쁘면 인체에 해로울 수 있음을 강조한다. 하지만 현대 의학에서는 공장 폐수, 산성비, 농약의 지하수 침투, 송수관의 금속과 플라스틱 성분의 용해 등으로 오염된 식수를 마시면 건강을 해칠 수 있다는 사실만 알려져 있다.

2
퀀텀에너지 코칭이란

회사의 최고경영자를 CEO라고 부른다.

CEO는 미래에 대한 결단력과 통솔력을 갖췄다면 과연 기업과 임직원 그리고 자신의 성공을 도모하기 위한 최고경영자로서 손색이 없는 자질을 갖췄다고 말할 수 있을까?

옛말에 "건강을 잃으면 모든 것을 잃은 것"이라고 했다. 최고경영자 그리고 기업의 핵심인재(기업가, IT, BT 연구 개발자)들의 건강이 나빠져 기업에, 또 연구 개발자들의 건강 악화로 연구 개발 전략에 막대한 손실과 지장을 초래했던 사례를 통해서 알 수 있는 것이다.

CEO가 기업을 운영해가는 탁월한 능력을 자신의 건강에도 발휘해야 한다고 생각한다.

건강전략을 수립하는 건강에도 치밀한 계획과 전략수립이 필요하다. 건강하지 못한 CEO가 기업을 하는 데 있어서 탁월한 능력을 발휘할 수가 없다.

CEO들은 자기 자신의 건강을 위해서만이 아니라 수많은 임직원과 그 가족 그리고 우리 사회와 나라의 건강을 위해서 지금부터라도 건강에 치밀한 계획이 있어야 되겠다.

퀀텀에너지 코칭이란 바로 이러한 건강 차원에서 자신의 몸과 마음의 양자量子 에너지체로서 존재하는 신체의 에너지氣를 보다 효율적으로 두뇌와 온몸을 자연치유 퀀텀에너지 치유법으로 건강을 관리하는 코칭 기술을 말한다.

퀀텀에너지 치유법에서 에너지가 즉 기운이 두뇌에 모이면 기억력과 집중력이 향상되고 가슴에 모이면 소극적인 성격이 적극적인 성격으로 변화되고 에너지가 단전丹田에 모이면 정력과 배짱이 생긴다. 이러한 현상은 퀀텀에너지 코칭을 수행하다 보면 스스로 몸과 마음에서 깨닫게 된다.

지금 현재 기업의 최고자와 핵심인재들은 과다한 업무의 스트레스로 만성두통, 피로, 불면증으로 두뇌의 기억력, 집중력 저하로 기업의 업무 성과를 저하시키는 결과를 초래하고 있다.

자신의 온몸에 우주의 충만한 에너지를 느끼고 두뇌와 온몸에 에너지를 충전시켜서 건강을 회복시킬 수 있는 방법은 먼저 심신의 감각을 살려 인체의 경락 시스템인 정수리의 백회혈百會穴을 개혈開穴하여 두뇌의 송과체에 우주의 에너지 파동을 받아들이는 수련 방법이 있다.

퀀텀에너지 코칭을 만남으로 자신의 몸과 정신을 건강하게 만들어 보자.

퀀텀에너지 치유법

에너지 의학에서 인체의 에너지장은 우주 에너지를 흡수하는 역할을 한다. 인체는 에너지가 있어 우주 에너지와 공명할 수 있고 그래서 이 에너지체를 통하여 우주 에너지를 인체 내부로 끌어 들인다고 한다.

그리고 인체에서 흐르고 있는 에너지장의 정체가 있으면 질병을 일으킨다.

인체에는 에너지가 강물이 흐르듯이 계속 흐르면서 각 조직 및 장기의 건강을 유지하는 역할을 한다. 그러나 어떤 부위에서 이 에너지가 흐르지 않고 정체되면 첫 번째 나타나는 현상은 그 부위의 혈액순환이 잘 안 되고, 둘째로 나타나는 현상은 혈액순환의 감소에 의하여 백혈구와 항체가 부족해지며, 셋째 나타나는 현상은 면역력의 감소에 의하여 세균이 침입하여 질병이 발생한다고 한다.

그러므로 퀀텀에너지 치유법은 환자의 에너지 흐름 상태나 아픈 부위를 진단하고 환자의 정체된 탁한 에너지는 제거해주고, 에너지가 고갈되었을 때 백회에서 유입된 치유 에너지를 양손으로 모아 아픈 부위를 충전하여 치유해주어야 한다.

퀀텀에너지 치유법은 서양의 양자 에너지의 과학적 근거와 동양의 수련법을 접합하여 우주의 생명 에너지를 정수리에 있는 백회혈로 유통시켜 뇌의 에너지를 충전시키고, 인체의 12경락으로 에너지를 유통시켜 건강을 유지 및 자가치유自家治癒 시키는 에너지 치유법이다.

1) 퀀텀에너지 모으기 수련법

퀀텀에너지 모으기 수련법은 백회에서 유입된 에너지를 머리에 있는 옥침혈에서 대추혈을 통해 양손으로 모으는 수련법이다.

① 척추를 곧게 펴서 편안한 자세로 앉는다.
② 백회에서 유입된 에너지가 척추 라인을 통하여 양손에 10분간 에너지를 집중해서 모은다.
③ 백회에서 유입된 에너지가 양손 사이의 공간에 황금빛 에너지가 가득 차 있는 것을 마음으로 실상화 하면서 치유 에너지를 느껴 본다.
④ 백회에서 유입된 에너지를 양손을 위아래로 원을 그리면서 에너지를 느껴본다.
⑤ 백회에서 유입된 에너지를 양손 20cm 사이로 천천히 좁혔다 멀

〈퀀텀에너지 모으기 수련〉

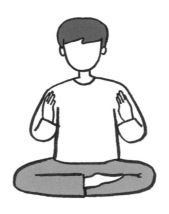

어졌다 하면서 에너지가 양손에 충분하게 축기되도록 60분간 수련을 한다.

⑥ 백회에서 유입된 에너지로 사랑스러운 마음을 가지고 환자의 병증세를 진단 점검하여 통증이 있는 근육과 모든 뼈에 적당하게 전송한다.

2) 퀀텀에너지 경혈진단법

퀀텀에너지 경혈진단법은 환자의 몸속에서 진행하고 있는 에너지 흐름의 상태를 치유사가 손가락으로 복부의 경혈점과 등 부위에 있는 배수혈을 만져보아서 아픈 부위를 진단하고, 경혈점 5cm 정도 공간을 두고 손바닥으로 에너지 정체상태나 고갈상태를 손 감각으로 직접 느껴서 알아보는 진단법을 말한다.

중풍환자의 경우 에너지 흐름 상태는 순조롭지 못하고 에너지가 오

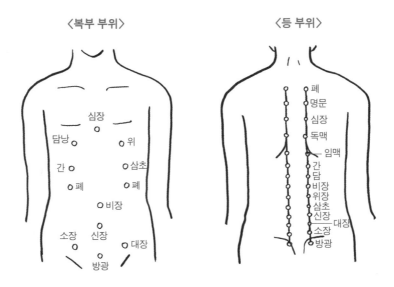

〈복부 부위〉　　　　　　　〈등 부위〉

심장
담낭　　　위
간　　　　삼초
폐　　　폐
비장
소장　신장　　대장
방광

폐
명문
심장
독맥
임맥
간
담
비장
위장
삼초
신장　대장
소장
방광

랫동안 정체되어 있는 상태이므로 에너지가 차갑고 냄새가 아주 지독하게 발생된다.

　그림과 같이 복부나 등 부위를 양손의 검지와 중지를 모아서 각 장기의 경혈점 부위를 지그시 눌러서 아픈 부위를 파악해 보거나 손바닥으로 에너지를 감지해보면 대부분의 질병 부위는 에너지가 차갑고 손이 쑤시는 듯한 느낌을 받고 손바닥을 천천히 움직여 등 부위를 전체적으로 감지해보면 질병부위의 근육이 요철모양으로 불룩 솟아나거나 함몰된 상태로 보이다.

　퀀텀에너지 경혈진단법을 통해 손의 감각기능을 높여 주어야 하며 그리고 다양한 임상을 통해 손의 감각적 경험을 축적하여 직관적인 진단능력을 키워 나가야 한다.

3) 인체의 에너지 센터(차크라) 치유시술법

우리 인체에는 일곱 개의 에너지 센터(차크라)가 있다. 에너지 센터는 우주의 에너지와 공명하여 인체의 내부에 에너지를 끌어들이고 보내기도 하며, 인체의 에너지 흐름 상태를 균형 있게 조정한다. 만약 에너지 센터에 에너지가 정체되거나 고갈되면 우리 몸에 질병이 발생하게 된다.

에너지 센터의 위치와 역할은 먼저 기본 에너지 센터는 꼬리뼈 밑에 있고 육체 전부를 관리하고, 성 에너지 센터는 치골 부위에 있고 성기와 방광을 관리하며, 태양신경통 에너지 센터는 명치부위에 있고 횡경막, 췌장, 간, 위를 다스리고, 심장 에너지 센터는 가슴 중앙에 위치하며 주로 심장과 폐에 생명 에너지를 공급하고, 이마 에너지 센터는 이마 중앙에 있고 뇌의 송과선과 신경을 관리하고, 정수리 에너지 센터는 정수리에 있고 뇌의 송과체와 몸 전체를 관리한다.

현대인들은 만성피로와 스트레스로 인하여 거의 인체의 에너지 센터(차크라)가 많이 막히거나 고갈되어 있는 상태이다. 막혀 있는 에너지 센터를 퀀텀에너지 치유법으로 센터를 열고 고갈되어 있는 센터를 우주 에너지로 충전하여 활기찬 인생을 살아가야 한다.

참고로 현재 에너지 의학이 발달되어 있는 선진국인 미국, 영국, 러시아에서는 인체 에너지장을 탐사하는 PIP, RFI, ESM 기계장치를 통해 에너지 센터(차크라)의 에너지 흐름 상태와 고갈상태를 측정 파악하여 질병을 치료하고 있다.

〈척수와 인체의 주요 장기 연결 관계〉

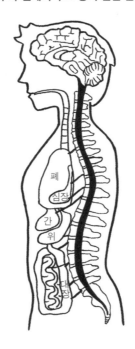

* 치유 시술법

① 환자를 선 자세에서 몸 전면에 있는 정수리, 미간, 목, 심장, 태양신경총, 생식기,
   회음의 에너지 센터 경혈점에 에너지 흐름 상태를 손바닥으로 진단해본다.

② 환자를 선 자세에서 몸 후면에 있는 에너지 센터 경혈점에 에너지 흐름 상태를 손
   바닥으로 진단해본다.

③ 에너지가 정체되어 있는 에너지 센터를 퀀텀에너지 치유법으로 5분간 에너지를
   소통시켜준다.

④ 백회에서 유입된 에너지를 각 에너지 센터 부위에 있는 경혈점에 5분간 집중적으
   로 충전시킨다.

④
퀀텀에너지 치유법

퀀텀에너지 치유법에서 먼저 환자의 에너지 흐름 상태나 아픈 부위를 진단하고, 환자가 탁한 기운이 온몸에 정체되었을 때 탁한 기운을 제거해주어야 하고 에너지가 고갈되었을 때 백회에서 유입된 에너지를 양손으로 모은 다음 환자의 아픈 부위에 치유 에너지를 충전시켜 주어야 한다.

퀀텀에너지 진단 및 탁기 제거시키는 법

① 환자를 앉힌다.
② 환자의 등 쪽으로 가서 환자 머리에서 둔부까지 에너지장을 진단 점검한 후 탁기를 제거한다.

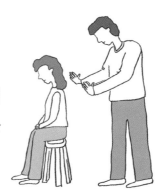

퀀텀에너지 충전시키는 법

① 환자를 앉힌다.

② 환자의 가슴 그리고 임맥과 독맥에 퀀텀에
너지를 충전하여 치유한다.

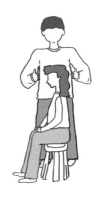

* 퀀텀에너지 치유시술법

① 앉은 자세에서 환자의 병 증세를 살펴보면서 각 장기의 경혈점에 있는 복부부위
나 등 부위에 이상증세를 경혈 에너지 진단법으로 진단해본다.

② 선 자세, 앉은 자세에서 환자의 몸 전면에 있는 머리와 복부 부위, 양손, 양다리에
있는 탁한 기운을 5분간 제거시켜 주어야 한다.

③ 선 자세, 앉은 자세에서 환자의 몸 후면에 있는 머리와 등 부위 양손, 양다리에 있
는 탁한 기운을 5분간 제거시킨다.

④ 환자의 아픈 부위를 집중적으로 탁한 기운을 5분간 제거시킨다.

⑤ 백회에서 유입된 에너지와 하단전에서 충전된 에너지를 양손에 모아 아픈 부위
에 있는 복부와 등 부위에 있는 경혈점에 10분간 집중적으로 치유 에너지를 충전
시킨다.

⑥ 환자가 오장육부에 기운이 막혀 에너지가 소통되지 못할 때 혈액이 제대로 순환
되지 못한다. 그리하면 에너지를 소통시키는 퀀텀에너지 치유법으로 환자를 5분
간 소통시켜준다.

⑦ 백회에서 유입된 치유 에너지를 아픈 부위의 통증제거와 뼈를 교정하는 데 활용
한다.

⑧ 생기 골수기공 수련을 하다 보면 삐뚤어진 척추뼈가 에너지 충전으로 인하여 자동적으로 뼈가 교정되는데 이는 인체는 원상태로 되돌리려는 항상성 작용을 일으키게 되는데 그러나 항상성의 에너지가 부족하면 뼈가 제자리를 찾지 못하고 고통상태가 이어진다. 이럴 때 손바닥이나 손가락으로 뼈를 교정시키고 뼈의 에너지를 충전시키면 뼈는 제자리를 찾아가게 된다.

1) 퀀텀에너지 자가 치유법

퀀텀에너지 자가 치유법은 백회에서 유입된 에너지를 자신의 손바닥으로 모은 후 통증이 있는 머리와 복부부위, 등 부위에 있는 경혈점에 5분간 집중적으로 치유 에너지를 충전하여 질병을 치료한다.

〈두통 치료〉　　　　　〈위장 및 대장 치료〉

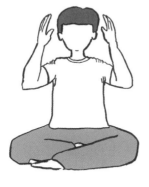
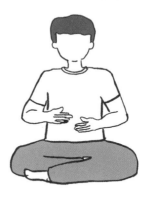

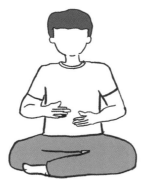

〈간장, 신장 치료〉

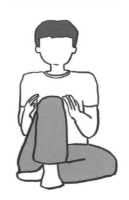

〈관절염, 류머티즘 치료〉

2) 퀀텀에너지 타인 치유법

퀀텀에너지 타인 치유법은 백회에서 유입된 에너지를 양손으로 모은 후 환자가 통증이 있는 머리와 복부부위, 등 부위에 있는 경혈점에 5분간 집중적으로 치유 에너지를 충전하여 질병을 치료한다.

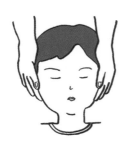

〈두통 치료 1〉

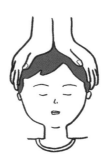

〈두통 치료 2〉

〈무릎 치료〉

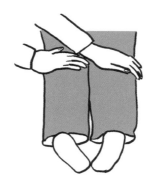

3) 퀀텀에너지 장기 치유법

양자의학에서는 사람의 몸과 마음이 서로 에너지체로 연결되어 있다고 말한다. 그래서 몸에 문제가 있으면 마음의 감정이 일어난다. 간과 쓸개에 문제가 있으면 분노의 감정이 괜히 나도 모르게 일어난다. 한의학에서도 마음과 몸은 서로 연결되어 있다고 말한다. 장기에 문제가 있으면 마음의 어떤 감정이 일어난다. 폐에 병이 있거나 약하면 슬픔이나 의기소침의 감정이 일어나고, 비장과 위장에 문제가 있으면 걱정의 감정이 일어나고, 간이 약해지면 생산성이 떨어지고 통제와 균형의 능력이 떨어진다. 심장이 과열되면 조급함, 분노, 잔인성이 발생한다.

심장이 약해지면 온기와 활력이 부족해진다.

위장, 췌장이 약해지면 걱정과 불안에 쉽게 휩싸인다.

신장이 약해지면 두려움이 생기고 의지나 야망이 부족해진다.

그러므로 모든 장기치유는 백회에서 중맥과 신경을 통해 에너지를 각 장기에 충전시켜 장기를 치유한다.

① 장기와 내분비선의 위치를 파악하고 나서 눈을 감고 머리에 있는 뇌하수체와 송과선에서 시작하여 각 장기와 내분비선에 내면의 미소를 느끼면서 백회에서 유입된 에너지를 각 장기에 충전시킨다.

② 백회에서 중맥과 신경을 통해 갑상선, 부갑상선, 흉선에 미소를 느끼면서 5분간 에너지를 각 장기에 충전시킨다.

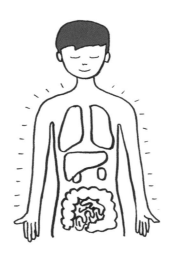

③ 백회에서 중맥과 신경을 통해 심장에서 사랑과 행복을 느끼면서 5분간 에너지를 충전시킨다.

④ 백회에서 중맥과 신경을 통해 비장, 위장, 췌장으로 내면의 미소 느끼면서 5분간 에너지를 충전시킨다.

⑤ 백회에서 중맥과 신경을 통해 간, 쓸개에 미소를 느끼면서 5분간 에너지를 충전시킨다.

⑥ 백회에서 중맥과 신경을 통해 신장, 방광에 미소를 보내며 관대함이 일어나는 것을 느끼면서 5분간 에너지를 충전시킨다.

⑦ 장기에 미소를 보내면 부정적 에너지가 점차적으로 긍정적인 생명 에너지로 변한다.

⑧ 백회에서 에너지를 중맥과 신경을 통해 심장에 보내면 혈압, 심장부정맥을 좋아지게 할 수 있다.

⑨ 백회에서 에너지를 중맥과 신경을 통해 간, 쓸개, 비장, 위장, 췌장, 심장, 신장, 방광에 보내면서 강하게 자율 진동을 해서 장기에 탁기를 피부를 통해 뽑아내고 혈액순환을 촉진시킨다.

4) 퀀텀 생기수 만들기 및 효능

퀀텀 생기수를 만들기 위해서는 간뇌와 송과체가 활성화되어야 하고 단전과 척추 라인과 골반뼈에 충만하게 충전된 통합 에너지를 양손을 사용하여 양자이론의 관찰자효과를 이미지화하여 고파장으로 퀀텀생기수를 만든다.

① 백회에서 척추 및 단전에 충전된 고파장 에너지를 양손으로 이동시켜 그림과 같이 컵 및 물통에 에너지를 보내 퀀텀생기수生氣水를 만든다.

② 퀀텀 생기수는 사람의 체내에서 경락과 혈액 속으로 흐르면서

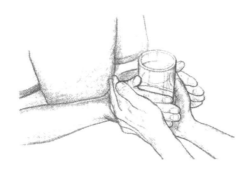

경락과 혈액을 자극하여 신진대사를 왕성하게 하고 각종 영양분을 신속하게 필요한 신체조직과 기관에 공급하도록 한다. 자연치유력을 증강시키고, 자율신경을 조절하여 정서적으로 안정하게 된다.

③ 퀀텀 생기수를 마시게 되면 인체의 장기를 기의 파동을 전략함으로써 인체에 축적된 각종 환경공해에 의한 중금속 등 공해물질 농약의 남용으로, 식생활에서 축적된 농약 잔류물질, 약의 남용으로 인한 약물 중독물질 등 각종 노폐물이 배설되어 혈액이 정화된다.

④ 퀀텀 생기수를 복용하면 통풍환자 및 중풍환자의 혈액순환 및 혈액정화에 많은 효과를 나타내고 있다.

⑤ 퀀텀 생기수를 아토피 환자에게 바르고 복용하면 많은 효과가 있다.

제9장

임독맥 에너지
느끼기

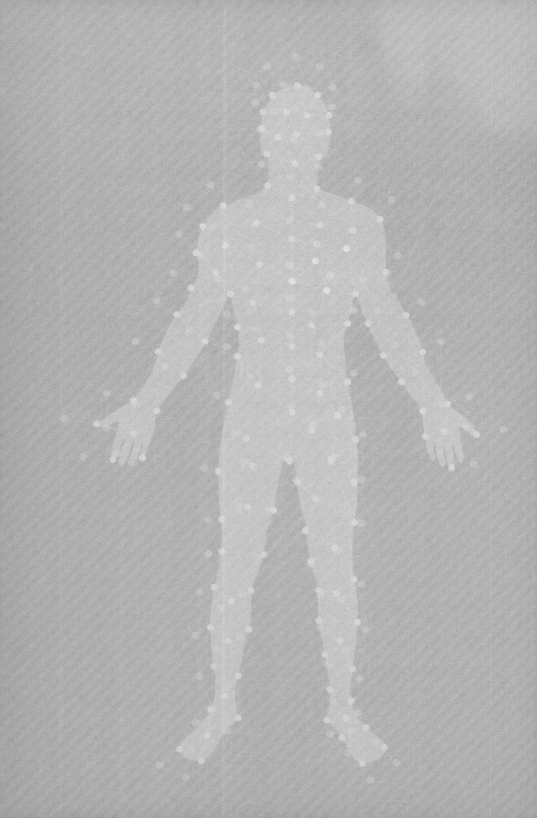

① 백회혈에서 독맥회로 에너지 느끼기

◆ 기본 수련에서 어느 정도 백회개혈(百會開穴)이 숙달되면 우주의 생기를 백회혈로 통해 독맥회로인 옥침(경추)―대추(흉추)―명문(척추)―장강(미골)과 회음을 통해 하단전에 기운을 모은다.

기경팔맥 중의 하나로 몸 전체에 퍼져 있는 모든 양의 경맥을 다스린다. 이 경맥에 병이 생기면 등뼈가 뻣뻣해지거나 머리가 무거워진다. 몸 뒤쪽에 발생되는 질환을 주로 다스린다.

◆ 강력한 의식집중으로 척추뼈와 미골까지 온열감을 느낄 때까지 계속 수련을 해야 한다.

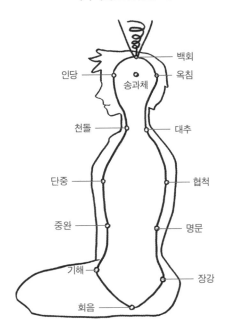

<독맥회로 운행경로>

백회

인당

옥침

송과체

천돌

대추

단중

협척

중완

명문

기해

장강

회음

1) 대추혈大椎穴 에너지 느끼기

① 대추혈은 일곱 번째 목뼈 아래 있다.

② 대추혈에 의식을 강하게 집중하고 백회를 통해 들어오는 에너지를 대추혈에 자연스럽게 3분간 충전시킨다.

③ "생기진동"이라는 작은 소리를 내면서 에너지가 직접 대추혈에 시계방향으로 약 30초간 36회씩 회오리치면서 강하게 충전되는 것을 느끼면서 수련한다.

④ 대추혈에 에너지가 충전되면 만성감기, 인후염, 목신경통, 치질, 위장병 등을 개선시키고 특히 알레르기 체질을 가진 사람에게

잘 듣는 혈자리이다.

2) 장강혈長强穴 에너지 느끼기

① 장강혈은 미골 끝과 항문 사이에 있는 혈(에너지 출입구)이다.

② 장강혈에 의식을 강하게 집중하고 백회를 통해 들어오는 에너지를 장강혈에 자연스럽게 3분간 충전시킨다.

③ "생기진동"이라는 작은 소리를 내면서 에너지가 직접 장강혈에 시계방향으로 약 30초간 36회씩 회오리치면서 강하게 충전되는 것을 느끼면서 수련한다.

④ 수련자의 의지와 집중력이 강하면 강할수록 에너지감각이 더욱 커진다.

⑤ 장강에 에너지가 충전되면 성 기관, 부신 그리고 온몸에 활력을 준다.

3) 명문혈命門穴 에너지 느끼기

① 명문혈은 요추 2, 3 사이에 있는 혈(에너지 출입구)이다.

② 명문혈에 의식을 강하게 집중하고 백회를 통해 들어오는 에너지를 명문혈에 자연스럽게 3분간 충전시킨다.

③ "생기진동"이라는 작은 소리를 내면서 에너지가 직접 명문혈에 시계방향으로 약 30초간 36회씩 회오리치면서 강하게 충전되는 것을 느끼면서 수련한다.

④ 수련자의 의지와 집중력이 강하면 강할수록 에너지 감각이 더욱

커진다.

⑤ 명문혈에 에너지가 충전되면 신장이 허약한 사람이나 몸이 찬 사람, 고혈압 등에 효과가 있다.

⑥ 독맥회로에 있는 중요한 경혈에 위와 같은 수련방법으로 의식을 강하게 집중하여 에너지를 충전시켜 병을 예방하고 치료한다.

백회혈에서 임맥회로 에너지 느끼기

◆ 우주의 생기를 백회로 통해 임맥회로인 인당(천목)혈—전중—중완
—기해—회음혈을 통해 하단전에 기운을 모은다.

◆ 기경팔맥 중의 하나로 목, 가슴, 온몸에 음의 경맥을 관장하는 경
맥으로써 비뇨생식기 질환을 주로 다스리는데 특히 여성에게 임
맥의 기운이 막히면 임신하는 데 어려움이 있다.

1) 단중혈 에너지 느끼기

① 단중혈 또한 전중혈로써 가슴에 있는 혈(에너지 출입구)이다.

② 단중혈에 의식을 강하게 집중하고 백회를 통해 들어오는 에너지
를 단중혈에 자연스럽게 3분간 충전시킨다.

③ "생기진동"이라는 작은 소리를 내면서 에너지가 직접 단중혈에 시
계방향으로 약 30초간 36회씩 회오리치면서 강하게 충전되는 것

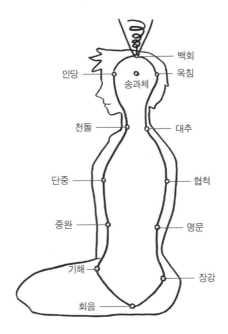

〈임맥회로 운행 경로〉

백회
옥침
인당
송과체
천돌
대추
단중
협척
중완
명문
기해
장강
회음

을 느끼면서 수련한다.

④ 지속적인 스트레스에 의해서 전중혈에 기운이 막히면 가슴이 불
안해져 심장병 증세가 나타난다.

⑤ 전중혈에 에너지가 충전, 소통되면 심장, 심포, 혈액순환계, 기관
지, 소화불량 질병을 치료하게 된다.

2) 기해혈氣海穴 에너지 느끼기

① 기해혈은 배꼽 아래 한 치 반쯤에 있는 혈(에너지 출입구)이다.

② 기해혈에 의식을 강하게 집중하고 백회를 통해 들어오는 에너지

를 기해혈에 자연스럽게 3분간 충전시킨다.

③ "생기진동"이라는 작은 소리를 내면서 에너지가 직접 기해혈에 시
계방향으로 약 30초간 36회씩 회오리치면서 강하게 충전되는 것
을 느끼면서 수련한다.

④ 수련자의 의지와 집중력이 강하면 강할수록 에너지감각이 더욱
커진다.

⑤ 만성 위장병이나 기혈의 흐름에 장애가 있는 사람은 여기에 의식
집중시키면 효과가 있다.

3) 회음혈會陰穴 에너지 느끼기

① 회음혈은 성기와 항문 사이에 있는 혈(에너지 출입구)이다.

② 회음혈에 의식을 강하게 집중하고 백회를 통해 들어오는 에너지
를 회음혈에 자연스럽게 3분간 충전시킨다.

③ "생기진동"이라는 작은 소리를 내면서 에너지가 직접 회음혈에 시
계방향으로 약 30초간 36회씩 회오리치면서 강하게 충전되는 것
을 느끼면서 수련한다.

④ 수련자의 의지와 집중력이 강하면 강할수록 에너지 감각이 더욱
커진다.

⑤ 정력과 방광질환 병이 있는 사람들이 이곳에 의식을 집중하여 수
련하면 효과가 있다.

⑥ 임맥회로에 있는 중요한 경혈에 위와 같은 수련방법으로 의식을
강하게 집중하여 에너지를 충전시켜 병을 예방하고 치료한다.

3

임독맥회로 에너지 순환하기

우 리 인체를 우주에 비교하면 인체가 우주를 닮았기에 "소우주" 라고 부른다. 소주천이란 한의학의 경락 중에서 인체의 앞쪽인 임맥과 척추부위인 독맥을 서로 연결시킨 순회회로를 말한다.

어린아이 때는 누구나 소주천의 경락이 열려 있다가 성인이 되면서 스트레스나 탁한 기운 등에 의해 거의 대부분 사람들은 임독맥 경로 가 막혀버린다. 임독맥 경락이 막혀 있으면 전신으로 기운의 활발한 흐름이 이루어지지 않아 인체의 에너지장이 위축되어 제 기능을 하지 못한다. 그러므로 기운의 감각을 높이고 기의 운행을 원활하기 위해서 는 임독맥회로를 순환시켜야 한다.

단전호흡의 경우는 일단 하단전에 축적된 에너지를 임맥에서 독맥 으로 유도하는 것이지만 백회에서 유입된 생기는 독맥에서 임맥방향 으로 순환시키면 된다.

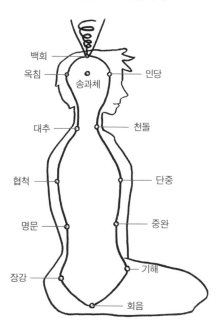

〈독맥-임맥으로 순환하기〉

백회
옥침　　송과체　　인당
대추　　　　　　천돌
협척　　　　　　단중
명문　　　　　　중완
장강　　　　기해
　　　　회음

＊ 임독맥 회로 에너지 순환하기

① 먼저 호흡은 코로 자연스럽게 쉰다.

② 척추는 곧게 펴서 백회와 회음이 수직으로 되게 하고 턱은 몸 안쪽으로 약간 당기듯이 한다.

③ 항문의 괄약근은 에너지 유출을 막기 위해 살짝 조인다.

④ 혀는 혀끝을 입천장에 살짝 붙여서 에너지 레벨을 높인다.

⑤ 자세는 바닥에 앉은 자세, 누운 자세, 의자에 걸터앉은 자세, 선 자세 등 어느 것을 선택해도 상관이 없다.

⑥ 얼굴은 평화로운 웃음을 띤 모습을 하고, 눈은 반쯤 감는다.

⑦ 백회에서 유입된 우주의 생기를 먼저 독맥회로인 옥침에서 대추−협척−명문−장강으로 에너지를 보낸 다음 다시 임맥회로인 항문과 성기 사이에 있는 회음 부위 거쳐서 기해−중완−천돌−인당에서 백회로 하나의 순환회로를 시선과 의식집중으로 에너지를 자연스럽게 순환시킨다.

⑧ 처음에는 백회에서 독맥과 임맥으로 순환해야 하고, 그리고 수련자의 기감능력에 따라서 다르지만 숙련된 사람은 순환 소요시간은 약 1분에서 3분간이 적당하고 두 번째는 백회에서 임맥과 독맥으로 순환시키고, 순환회수는 독맥에서 임맥으로 36회씩 순환하고 다시 임맥에서 독맥으로 24회씩 자연스럽게 순환시킨다.

이런 요령으로 꾸준히 수련하다 보면 어느 날 임독맥이 열리면서 뜨거운 에너지가 척추부위에 흘러들어오는 것을 느끼고 또 전기와 같은 찌릿찌릿한 느낌을 느낀다.

그리고 임독맥 부위에서 진동이나 온열감이 나타나고 온몸이 가벼워지고 기의 운행이 원활해진다. 또한 임독맥이 열리면 신경과 내분비선 기능이 왕성해지며, 순수 건강 체질과 젊음을 회복하게 되고 음양에너지 순환이 원활해져, 수승화강이 되면서 몸 안의 탁기와 병기가 배출되고, 진기가 뇌로 올라가 뇌수가 채워져 뇌가 젊어진다. 또한 이러한 기운이 두뇌에 모이면 기억력과 집중력이 향상되고, 가슴에 모이면 소극적인 성격이 적극적인 성격으로 변화되고, 에너지가 단전에 모이면 정력과 배짱이 생기고, 에너지가 임독맥으로 순환되면 면역력이 강화되고 자연치유력이 향상된다.

백회개혈과 자율 진동하기

* 자율 진동 수련

현대인들은 불규칙한 식사, 스트레스, 운동부족, 불균형한 자세 등으로 인체의 경락이 많이 막혀 있다.

그런데 정수리에 있는 백회가 개혈되면서 살아 있는 에너지(생기)가 머리에서부터 척추 라인과 온몸의 경락으로 유통되면서 몸 안에 흐르고 있던 기운이 갑자기 상승 및 자극이 되면서 기존의 경락을 확장시키거나, 질병이나 체내 독소 등으로 인해 막힌 경락을 뚫는 작용을 하게 된다.

이런 현상들이 몸 안에서 지속적으로 일어날 때 몸이 요동을 치거나 흔들리는 현상이 일어나는데 이를 자율 진동 현상이라고 한다. 자율 진동 현상으로 몸 안에서 기운이 경락 구석구석을 돌아다니면서 빈 곳과 허한 곳을 채워주며 막힌 곳을 뚫고 좁은 기맥을 확장시키는

〈자율 진동 수련〉

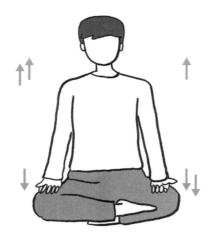

현상이 일어난다.

1) 앉은 자세에서 복부 진동하기

① 편안한 자세로 허리를 바르게 하고 자리에 앉는다.

② 복부에는 간장, 비장, 위장, 소장, 대장 등의 오장육부가 있다. 주
　로 스트레스로 인한 긴장, 수축 또는 과식, 과음, 냉증 등이 원인
　으로 복부가 굳어지므로 인해서 전신으로 보내는 기 흐름이 원
　활하지 못하고 배설기능이 약해져서 건강이 점차적으로 나빠지
　고 있다. 그러므로 백회에서 유입된 에너지를 복부로 유통시켜
　10분간 자율 진동하면서 체내에 있는 탁기와 병기를 피부와 손
　가락과 발가락으로 뽑아내어 기의 흐름을 원활하게 해준다.

③ 병든 위장이 호전되는 것을 머릿속으로 이미지화하면서 중맥회

로를 통해 에너지를 위장에 충전시킨다.

2) 자율 진동으로 몸 전체 진동하기

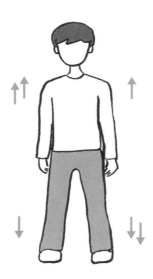

① 다리를 어깨넓이 정도 벌리고 선다.
② 백회에서 유입된 에너지로 몸 전체를 유통시켜 온몸을 5분에서 10분간 자율 진동하면서 체내에 잇는 탁기를 피부와 장심혈, 용천혈로 뽑아낸다.
③ 병든 장기(오장육부)가 호전되는 것을 머릿속으로 이미지화하면서 자율 진동과 에너지를 임맥과 독맥으로 순환시킨다.

〈자율 진동 수련〉

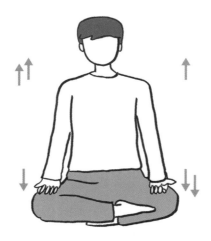

3) 신경 마비 및 반신불수 자율 진동하기

① 편안한 자세로 자리에 앉는다.

② 백회에서 유입된 에너지로 신경 마비된 머리, 팔, 다리 부분을 상
  하, 좌우로 10분 정도 온몸을 자율 진동하여 자연스럽게 피부와
  손과 발을 통해 탁기와 병기가 빠져 나가게 한다.

③ 신경 마비된 부분에 생기生氣가 들어와 막힌 경락이 소통되고 온
  몸이 회복되는 것을 이미지화하면서 자율 진동한다.

④ 생기수生氣水를 복용하면 탁기가 제거되고, 혈액이 맑아지고, 혈액
  순환이 잘되는 효과가 있다.

⑤ 필자는 에너지 감각이 둔한 수련생과 중풍 및 반신불수 환자가
  백회를 개혈하는 데 보조요법으로 뇌파기기를 착용하여 수련에
  임하게 했는데, 실제로 2001년 4월에 수원에 있는 뇌파기기 제조

회사 직원들과 임상실험을 한 결과 백회개혈에 매우 좋은 효과를 확인했다.

4) 치매 예방을 위한 자율 진동하기

① 편안한 자세로 허리를 바르게 하고 자리에 앉는다.

② 백회개혈을 통해 간뇌송과체의 흡수된 에너지로 뇌간 전체를 이미지화하여 시상, 시상하부, 중뇌, 소뇌, 연수를 10분간 활성화시킨다.

③ 간뇌가 지배하는 시상하부, 뇌하수체전엽과 후엽에 흡수된 에너지로 5분간 미세 진동하여 간뇌를 활성화시킨다.

④ 간뇌가 활성화되어 호흡과 소화, 순환계 및 생식계가 회복되는 것을 이미지화하면서 자율 진동한다.

제10장

중풍, 반신마비, 재활치료를 위한 치유법

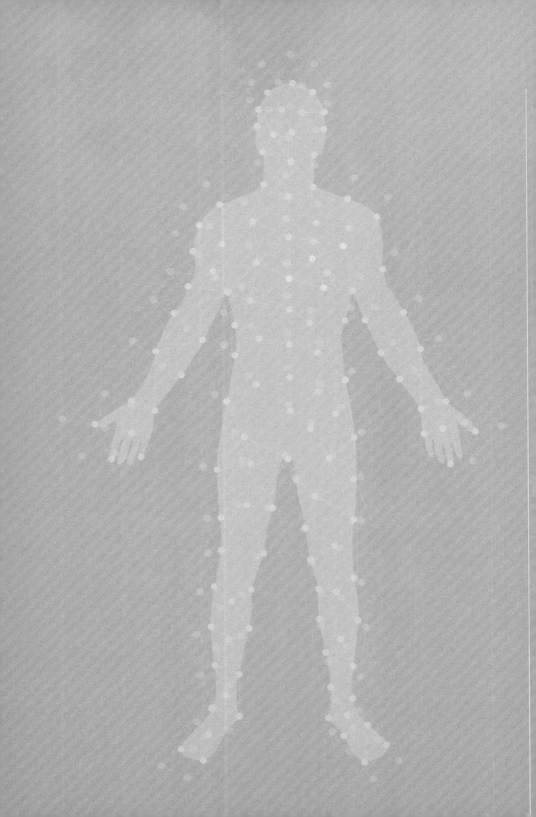

중풍, 반신마비 환자들을 퀀텀에너지 치유법으로 재활치료를 수행하고자 하는 시술자(퀀텀에너지 치유 전문코치)는 먼저 환자와 충분한 질병부위를 상담하여 중풍의 후유증이 어느 정도인가 병 증상을(반신마비, 언어장애, 운동실조, 감각장애) 자세히 알아보아야 한다. 그리고 환자가 정신적으로 분명한 의식이 있는지, 자신의 병을 적극적으로 재활 치료를 하고자 하는지 환자의 의지 상태를 점검한다.

뇌졸중에 걸리면 생명을 잃지 않더라도 많은 후유증을 남기게 된다. 그래서 발병과 동시에 재활치료를 시작해야 한다. 대부분의 뇌졸중 환자들에게는 팔다리에 마비현상이 온다. 또한 뇌기능 장애에 의한 언어, 배설 그리고 정신적인 면에서 기능장애가 생기는 것이다.

그러므로 뇌기능 장애와 마비된 몸을 활성화시킬 수 있는 백회개혈 운동을 환자에게 가르쳐 주고, 전신마비된 머리와 손과 발이 호전되거나 정상적으로 회복될 때까지 인내를 가지고 사랑으로 환자와 같이 백회개혈 운동을 계속해야 된다.

　통계에 의하면 중풍환자의 70%가 일상적인 생활에 문제가 생긴다고 하며, 재활치료 환자의 80% 대부분 상태가 좋아지고 어느 정도 재활치료가 된 30%는 직장생활도 가능하다고 한다. 재활치료를 게을리하면 장애를 계속 안고 살아가야 하기 때문에 재활치료요법은 아주 중요하다.

① 중풍(뇌졸중)과 원인

중풍은 선천적으로 또는 후천적 원인으로 뇌혈관에 형태학적 변화가 생겨 발병하는 모든 뇌혈관 질환을 총칭하는 용어로서 뇌졸중 또는 뇌중풍과 같은 개념의 병명이다.

뇌졸중이란 하나의 병을 지칭하는 것은 아니다. 전문용어로 뇌혈관 장애라고 불리는 뇌졸중은 뇌 속에 두루 뻗어 있는 혈관들 중 한 곳이 문제가 생겨 손상되거나 막힘으로써 뇌혈류가 정상적으로 이루어지지 못하여 의식장애, 운동마비, 언어장애 같은 신경증상을 일으키는 상태를 통틀어 말한다.

뇌졸중은 두 가지 원인으로 나타난다.

하나는 뇌혈관이 손상됨으로써 일어나는 뇌출혈, 또 하나는 뇌혈관이 막힘으로써 뇌세포가 허혈 상태에 빠지는 뇌경색이다.

먼저 뇌출혈은 출혈부위에 따라 뇌 내출혈과 지주막하 출혈로 나뉜다. 뇌 내출혈이란 고혈압 등에 의해 뇌혈관이 파손되어 뇌 자체에서 출혈하는 것으로, 일반적으로 일컫는 뇌출혈은 대부분이 뇌 내출혈을 의미한다.

이에 비해 지주막하 출혈은 뇌동맥류가 파열하는 등 뇌와 뇌막 사이에서 출혈하는 것을 말한다. 한편 뇌경색은 뇌혈관 자체의 동맥경화로 인해 일어나는 뇌혈전 그리고 부정맥 등 심장병이 원인이 되어 일어난 혈전이 혈류에 실려 뇌혈관을 막는 뇌색전으로 나뉜다.

이전까지 한국인의 뇌졸중 환자 중에서 압도적인 비율을 차지한 것이 뇌출혈이었다. 하지만 현재는 뇌출혈 인구가 줄어들고 뇌경색 환자 수가 해마다 증가하는 추세이고 한국인의 뇌졸중 환자 대부분은 뇌경색에 의해 발생하고 있다.

뇌졸중의 **종류**

1) 뇌혈전

뇌혈전은 비교적 굵은 뇌의 동맥에 동맥경화증이 심하며 혈관 내벽이 상했거나 좁아진 상태에서 응고된 혈액이 혈관을 막아버려 일어나는 것으로, 혈액공급을 받지 못하게 되는 뇌의 조직이 파괴되어 여러 가지 증상을 일으키는 병이다. 뇌혈전 사망률은 뇌출혈보다는 낮으나 재발률이 높아 가장 중요한 문제가 된다.

2) 뇌색전

뇌색전은 뇌혈관이 아닌 부위에서 생긴 핏덩어리나, 심장병의 괴사된 조직이 혈류에 따라서 흐르다가 뇌동맥에 가서 혈관을 막기 때문에 일어난다. 신체의 다른 부위의 병이 원인이 되어 일어나는 병이므로 그 원인을 먼저 규명해야 하며 젊은 사람에게 비교적 많은 것이 특징이다.

3) 뇌출혈

뇌 속의 작은 동맥이 터져서 피가 뇌실질 속으로 흘러 들어가 뇌세포가 기능을 잃음으로서 생기는 병이다. 뇌의 작은 혈관이 터지는 이유는 대부분 고혈압이 원인이 되어 동맥이 약해져 발생한다.

뇌출혈은 갑자기 발생되므로, 돌발적으로 생긴 병으로 생각하지만 오랫동안 고혈압을 앓은 사람이 아니면 뇌출혈이 되는 일이 거의 없으며 뇌출혈은 원인보다 유발원인이 중요한데 흥분이나 정신적 긴장, 격무, 과로가 커다란 위험인자로 되어 있다.

4) 지주막하출혈

뇌동맥에 생긴 동맥류가 터져서 뇌막의 3개 층의 하나인 지주막에 출혈을 일으키는 것이다. 특히 배변 중에 잘 발생하고 정신적 흥분, 긴장이 발작원인이 되며 사망률이 매우 높다.

5) 고혈압성 뇌증

뇌의 혈압이 갑자기 올라가서 순환장애가 오기 때문에 생기는 병으로 중증일 때는 반신이 마비되며 의식이 흐려진다.

이 병으로 콩팥 혈관에 장애를 주어 신부전증을 일으킬 수도 있으며, 이 병이 유인되어 뇌출혈을 일으키는 수도 있다

③
뇌졸중의 **위험인자**

1) 고혈압

2) 당뇨병

3) 음주

4) 흡연

5) 고지혈증

6) 비만

7) 심장병

8) 스트레스

9) 짜게 먹는 식습관

④
뇌졸중의 **장애**

우리의 뇌는 수없이 많은 다양한 기능을 가지고 있다. 뇌혈관이 막히거나 터져서 뇌세포의 일부분이 죽게 되면 이 부위에서 담당하던 기능에 장애가 올 것이며 이것이 곧 뇌졸중의 증상으로 나타나게 된다. 비교적 흔히 보는 뇌졸중의 장애는 다음과 같다.

1) 반신마비

우리의 팔, 다리를 움직이게 하는 운동신경은 대뇌에서 출발하여 내려오다가 뇌간의 아래부위에서 교차하여 반대쪽, 팔, 다리를 지배하게 된다. 따라서 한쪽 뇌에 이상이 생기면 대게는 그 반대쪽에 마비가 오는 것이다. 뇌간 뇌졸중의 경우에는 사지가 모두 마비가 되는 경우가 많다.

2) 의식장애

뇌졸중의 정도가 심할 경우 또는 뇌간 뇌졸중의 경우에 의식장애를 동반하게 된다. 가장 심각한 의식장애 상태를 혼수상태라 하는데 이런 때는 아무리 자극을 주어도 환자가 깨어나지 못하게 된다.

3) 감각장애

운동신경과 마찬가지로 감각신경도 교차하여 올라가게 되므로 손상된 뇌의 반대 측의 얼굴, 팔, 다리에 감각장애가 생기며 이는 대게 반신마비와 함께 온다. 또는 경우에 따라 감각이상이 심해져서 감각만 느끼지 못하는 경우도 있다.

4) 언어장애(실어증)

정신은 명료한데도 갑자기 말을 못 하거나, 남의 말을 이해 못 하는 등의 증상을 말하며 인간의 90% 이상에서 언어중추는 좌측 대뇌에 있으므로 좌측 뇌기능 장애 시 우측 반신마비와 함께 언어장애 증세가 나타나게 되며 뇌졸중의 위치에 따라 글을 못 쓰거나 못 읽게 된다.

5) 두통

중풍으로 뇌가 손상되고 뇌압이 높아지면 심한 두통이 나타나게 되는데 대개 뇌출혈의 경우가 많다.

6) 어지럼증

뇌간이나 소뇌에 뇌졸중이 발생하면 마치 술에 취한 듯 주위의 모든 것들이 빙빙 돌아서 균형을 잡지 못하고, 차멀미처럼 속이 울렁거리고 토하기도 하는 증상이 나타난다. 뇌졸중 초기에 뇌압이 높으면 어지럼증이 나타나는 경우가 많다.

7) 구토와 메스꺼움

뇌졸중이 발생하면 뇌 조직이 붓게 되는데 이로 인하여 뇌압이 올라가 계속 토하거나 속이 메스꺼워 뒤틀림이 계속된다.

8) 운동 실조증

팔다리에 힘이 있어도 균형을 잡지 못하고 비틀거리며 미세한 손놀림을 못 하는 경우 이를 운동 실조증이라고 한다. 우리 몸의 운동을 조정하고 통합하는 기능이 마비되어 나타나는 현상으로서 대게 소뇌나 뇌간의 장애에서 비롯된다.

9) 안면마비

대뇌의 운동영역에 뇌졸중이 생기면 안면신경이 장애를 받아 얼굴과 입이 비뚤어지고 침이나 음식이 흘러내리는 증상이 나타난다. 이를 중추성 안면 신경 마비라 하며 뇌가 아닌 말초신경이 마비되어 발생하는 말초성 안면신경 마비와 구별하고 있다.

10) 시력 및 시야장애

뇌졸중이 후두엽에 생겼을 때는 반대쪽 시야의 한 귀퉁이가 어둡고 캄캄해지며, 한 쪽 눈이 갑자기 안 보이거나, 시야의 한 귀퉁이가 어둡게 보이는 증상이 나타난다.

11) 연하장애

음식을 삼키는 근육이 마비되어 음식물을 삼키기가 어렵고 사래가 심하게 드는 것을 연하장애라 한다.

12) 치매

반복적으로 뇌졸중이 발생하면 기억력, 판단력 등 지적능력이 떨어지고 동작이 서둘러지고, 대소변도 잘 못 가리게 된다. 또는 감정조절이 잘 안 되어 괜히 울거나 쓸데없이 웃는 증세가 나타나기도 한다.

13) 호흡장애

뇌혈액 순환에 장애가 생기면 뇌가 붓게 되어 머릿속의 압력이 증가하고 그 압력으로 뇌의 헤르니아(탈퇴) 현상이 일어나 호흡 중추인 연수를 압박하게 된다. 뇌압 때문에 호흡은 빨라지고 불규칙하게 되어 심하면 사망에 이르기도 한다.

뇌졸중 장애에 따른 에너지 치유법

중풍환자의 에너지 흐름 상태나 아픈 부위를 먼저 경혈 에너지 진단법으로 진단하고 치유자는 정체되어 있는 탁한 에너지를 제거 해주고 마비된 부분에 에너지를 충전해주고 환자와 같이 백회가 개혈되도록 인내를 가지고 수련을 계속 진행한다.

1) 백회개혈 및 에너지 느끼기 수련
중풍장애: 반신마비, 감각장애, 안면마비, 언어장애

자 세: 앉은 자세, 누운 자세

방 법:

① 호흡은 코로써 자연스럽게 한다.

② 앉은 자세에서 척추는 똑바로 세운다.

③ 백회혈에 정신(뇌파가 알파파 뇌도록)을 집중한다.

④ 이제 우주에 가득 차고 살아 있는 에너지(기운)을 "의식하고" 백회로 끌어 내린다.

⑤ 우주의 생명 에너지를 백회에 회오리바람같이 강하게 들어오는 것을 이미지화하면서 10분간 수련한다.

⑥ 백회가 열리면 경락에 공간이 확장되면서 온몸에 진동이 오고 척추 라인에서 온열감 등을 체험하게 된다.

2) 백회에서 척추 라인 탁기 제거 및 에너지 느끼기

중풍장애: 반신마비, 욕창, 감각장애

자 세: 앉은 자세, 선 자세

방 법:

① 백회가 개혈된 후 정체되어 있는 탁한 에너지를 척추 라인(경추–골반)을 통해 미골에서 빠져나가게 약 10분 동안 의식을 집중하여 수련한다.

② 탁한 기운이 미골에서 빠져나가게 한 후 척추 라인에 에너지를 충전시켜야 한다.

③ 백회에서 유입된 치유 에너지를 척추 라인 경추를 걸쳐 흉추–척추–골반–미골에 이르기까지 약 10분간 에너지를 유통시켜 미골에 충전시킨다.

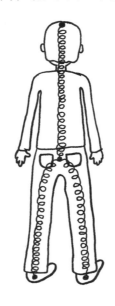

3) 백회에서 양손 장심으로 탁기 제거 및 에너지 느끼기

중풍장애: 반신마비, 감각장애, 운동 실조증

자 세: 앉은 자세, 선 자세

방 법:

① 백회가 개혈된 후 정체되어 있는 탁한 에너지를 대추혈에서 양쪽 손 중심으로 장심혈과 손가락을 통해서 탁한 에너지를 약 10분 간 제거시킨다.

② 백회에서 유입된 치유 에너지를 양손 장심혈까지 10분간 에너지 를 충전시킨다.

③ 장심혈이 열리면 경락공간이 확장되면서 양손에 진동이 오고 뜨

거운 온열감을 느낄 수 있다.

4) 백회에서 양발 용천혈로 탁기 제거하기

중풍장애: 반신마비, 감각장애, 운동 실조증

자 세: 앉은 자세, 누운 자세

방 법:

① 백회가 개혈된 후 정체되어 있는 탁한 에너지를 대추혈—명문혈—양발 용천혈과 발가락을 통해서 탁한 에너지를 약 10분간 제거시킨다.

② 백회에서 유입된 치유 에너지를 양발 용천혈까지 5분간 충전시킨다.

〈용천혈 탁기 제거 및 에너지 느끼기〉

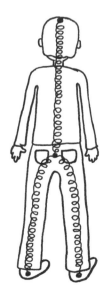

③ 용천혈이 열리면 경락공간이 확장되면서 양발에 진동이 오고 뜨거운 온열감이나 시원한 느낌을 느낄 수 있다.

5) 간뇌 에너지 느끼기

중풍장애: 의식장애, 감각장애, 어지럼증, 치매

자 세: 앉은 자세

방 법:

① 마음속으로 대뇌와 소뇌 사이에 깊숙이 있는 간뇌를 시선을 두고 바라본다.

② 간뇌에 의식을 집중하여 에너지로 5분간 간뇌에 충전시킨다.

③ 간뇌에 의식을 집중하여 에너지生氣로 5분간 간뇌에서 자율 진동한다.

④ 간뇌가 활성화되면 간뇌가 지배하는 자율신경계통, 내분비 계통, 순환기계통이 제 기능을 발휘하여 자연치유력을 회복시키게 된다.

6) 소뇌 에너지 느끼기

중풍장애: 운동 실조증, 감각장애

자 세: 앉은 자세, 선 자세

방 법:

① 대뇌 뒤편 아래쪽에 있는 소뇌를 바라본다.

② 소뇌는 몸의 평형감각과 운동감각을 담당한다.

③ 소뇌에 의식을 집중하여 에너지로 5분간 소뇌에 충전시킨다.

④ 소뇌에 의식을 집중하여 에너지로 5분간 소뇌에서 자율 진동
   한다.

7) 연수 에너지 느끼기

중풍장애: 호흡장애, 운동 실조증

자 세: 앉은 자세

방 법:

① 어깨 목 뒷 머리 아래쪽에 있는 연수를 바라본다.

② 연수는 심장박동, 호흡, 소화 등 생명유지에 필수적인 활동을 맡
   고 있다.

③ 연수에 의식을 집중하여 에너지로 5분간 연수에 충전시킨다.

④ 연수에 의식을 집중하여 에너지로 5분간 연수에서 자율 진동
   한다.

8) 대뇌 에너지 느끼기

중풍장애: 언어장애, 의식장애, 감각장애

자 세: 앉은 자세

방 법:

① 전두엽, 측두엽, 두정엽, 후두엽을 바라본다.

② 백회에서 유입되는 에너지로 전두엽에 5분간 충전시킨다.

③ "생기진동"이라는 소리를 내면서 에너지가 직접 전두골을 통해

전두엽에 충전되는 것을 느끼면서 5분간 수련한다.

④ 측두엽, 두정엽, 후두엽을 바라보면서 에너지가 직접 측두골, 두
정골, 후두골을 통해 강하게 충전되는 것을 느끼면서 3분간 수련
한다.

⑤ 만약 측두엽에서 간헐적으로 마비증세가 있을 때 에너지를 강하
게 자율 진동시키면서 측두엽에 충전시키면 마비된 증세가 사라
지는 체험을 필자는 직접 경험하게 되었다.

9) 두뇌회로 전후방향 에너지 순환하기

중풍장애: 반신마비, 감각장애, 운동실조증, 어지럼증

자 세: 앉은 자세

방 법:

① 먼저 호흡은 코로 자연스럽게 쉰다.

② 혀는 혀끝을 입천장에 살짝 붙여서 에너지 레벨을 높인다.

③ 우주의 에너지를 백회에서 옥침—대추혈에서 천돌혈로 순환하여
인당혈에서 다시 백회로 에너지를 자연스럽게 순환시킨다.

④ 우주의 생기를 백회에서 인당으로—천돌혈—옥침—다시 백회로 에
너지를 순환시킨다.

⑤ 에너지순환 소요시간은 약3분간 순환시킨다.

10) 신경 마비, 반신마비 자율 진동하기

중풍장애: 반신마비, 감각장애

자 세: 앉은 자세

방 법:

① 편안한 자세로 척추를 바로 세우고 앉는다.

② 백회에서 유입된 에너지로 신경 마비된 팔, 다리 부분을 상하좌우로 10분 정도 온몸을 자율 진동하며 자연스럽게 손과 발을 통해 탁기와 병기가 빠져 나가게 한다.

③ 신경 마비된 팔, 다리, 허리에 생기生氣가 들어와 막힌 경락이 소통되고 온몸이 회복되는 것을 이미지화하면서 자율 진동한다.

11) 임맥과 독맥회로 에너지 순환하기

중풍장애: 반신불수, 감각장애, 운동실조증

자 세: 앉은 자세, 선 자세, 누운 자세

방 법:

① 먼저 호흡은 코로 자연스럽게 쉰다.

② 척추는 곧게 펴서 백회와 회음이 수직으로 되게 한다.

③ 항문의 괄약근은 에너지 유출을 막기 위해 살짝 조인다.

④ 혀는 혀끝을 입천장에 살짝 붙여서 에너지 레벨을 높인다.

⑤ 백회에서 유입된 우주의 생기를 먼저 독맥회로인 옥침에서 대추−협력−명문−장강으로 에너지를 보낸 다음 다시 임맥회로인 항문과 성기 사이에 있는 회음 부위를 거쳐서 가해−중완−천돌−인당에서 백회로 하나의 순환회로를 의식 집중으로 에너지를 자연스럽게 순환시킨다.

⑥ 독맥에서 임맥으로 소환소요 시간은 약 1분에서 3분까지 하고
   순환횟수는 독맥에서 임맥으로 36회씩 순환하고 다시 임맥에서
   독맥으로 24회씩 자연스럽게 순환시킨다.

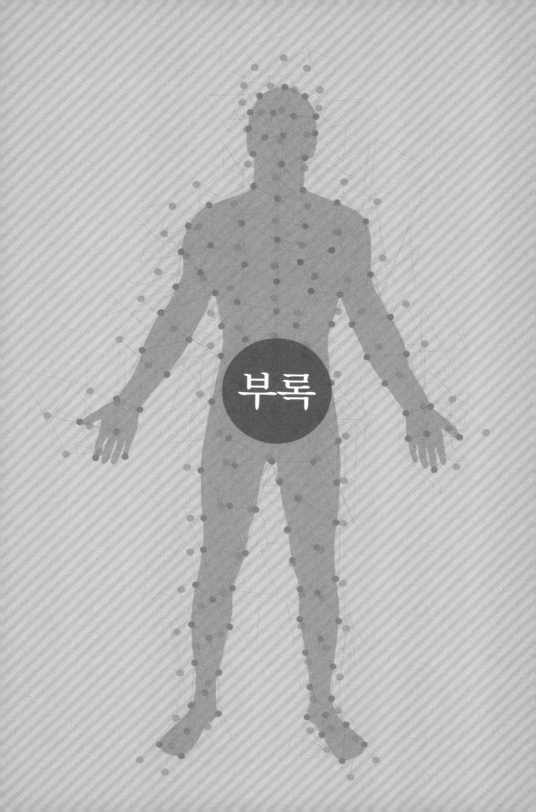

부록

①
퀀텀에너지 치유 효과

1) 학생에게 주는 효과

① 머리가 맑아지고, 마음이 안정된다.

② 기억력과 집중력이 강화되고, 창의력, 상상력이 발달된다.

③ 성격이 개선되고, 시야가 넓어진다.

④ 학습의욕이 배양되고, 학습능력이 향상된다.

⑤ 피로감과 짜증이 사라지고, 체중조절이 된다.

⑥ 매사에 자신감이 생기고, 대인관계가 좋아진다.

2) 남성에게 주는 효과

① 스트레스가 해소되고, 정신적 안정을 얻게 된다.

② 집중력·창의력이 개발되어 업무능력이 향상된다.

③ 정자 수가 증가하고, 정력이 증가된다.

④ 무기력증, 만성 피로가 사라진다.

⑤ 긴장·초조·불안이 사라지고, 맑고 깨어 있는 정신으로 매사에 대처하게 된다.

⑥ 혈압이 조절되고, 숙면을 취하게 된다.

3) 여성에게 주는 효과

① 만성 피로에서 벗어나서 삶의 의욕을 찾게 된다.

② 스트레스가 해소되어 가슴 답답한 증세가 사라진다.

③ 두통, 편두통 등이 사라지고 머리가 시원해진다.

④ 정신적 안정을 찾게 되어 우울증, 노이로제 등의 신경성, 심인성 질환이 낫는다.

⑤ 불면증이 사라지고 숙면을 취하게 된다.

4. 노인에게 주는 효과

① 중풍이 예방되고 고혈압이 치유된다.

② 호르몬 분비가 촉진되어 젊음을 유지한다.

③ 자율신경이 조화를 찾는다.

④ 전신에 산소 공급량이 증가한다.

⑤ 인체 내에 기氣가 강화되어 활력을 찾게 된다.

⑥ 질병이 예방되고, 노화에 따른 퇴행성 질환이 호전된다.

⑦ 뇌腦기능이 활성화되어 기억력이 좋아지고, 치매가 예방된다.

5. 기타 수련자에게 주는 효과

① 만성피로, 혈액순환 장애가 사라진다.

② 허리 디스크 요통이 사라진다.

③ 소화불량, 변비가 사라지고 입맛이 좋아진다.

④ 정력과 활력이 넘치게 된다.

⑤ 성격이 적극적이고 진취적인 사고로 바뀐다.

⑥ 정신 집중이 잘되고 학습능률이 극대화된다.

⑦ 잠재능력이 계발된다.

⑧ 각종 만성병, 성인병 등의 예방과 치료에 도움이 된다.

퀀텀 두뇌력 키우기

* 두뇌력을 키우기 위해

뇌력腦力이란 어학사전을 찾아보면 "머리를 써서 생각하는 힘"이라고 말하고 있다.

머리를 써서 생각하는 힘을 키우기 위해서는 뇌가 건강해야 한다. 퀀텀 뇌력 키우기는 정수리에 의식을 집중해서 백회를 개혈하고 우주의 에너지를 흡수하여 대뇌 및 간뇌의 에너지를 충전하여 뇌를 건강하게 만들어 주는 뇌 운동을 말한다.

두뇌의 신경세포가 활발히 활동하려면 무엇보다도 두뇌에 에너지원과 그것을 태워 에너지를 만들게 할 산소가 충분히 공급되어야 한다.

뇌의 무게는 체중의 3%밖에 되지 않지만 뇌를 흐르는 혈류량은 전체 혈류량의 20%가 된다. 그만큼 정신활동에는 많은 에너지가 요구된다. 두뇌가 건강하고 왕성히 활동하려면 뇌에 충분한 혈액이 공급되어야 한다.

혈액이 영양소와 산소를 공급해주고 신진대사로 발생한 찌꺼기를 가져가기 때문이다. 요즘 어린아이들에게 많이 나타나는 집중력 결핍장애 같은 뇌질환 증상은 뇌의 특정부위로 가는 혈류량이 충분치 못해 나타나는 것이다. 아무쪼록 건강한 정신활동과 총명한 두뇌력을 키우기 위해서는 뇌의 혈액순환이 매우 중요하다.

그리고 사람의 정신활동은 매우 복잡하고 종합적으로 총명한 두뇌를 위해서는 뇌의 한 부분만 집중적으로 쓰기보다 뇌의 세층을 골고루 조화롭게 쓰는 것이 중요하다.

뇌의 신피질은 언어활동을 토대로 기억하고 분석하고 종합적으로 판단하고 창조하는 인간 고유의 정신활동이 이루어지고 구피질은 사상하부, 시상, 해마, 편도, 뇌하수체 등이 있으며 대뇌변연계가 주축이 된다.

구피질에서 우선 주목할 부분은 해마이다. 해마는 과거의 기억과 경험을 저장한다. 대뇌피질에 정보와 지식이 기억되고 저장한다면 해마에는 몇 분 전의 일 혹은 며칠 전의 기억같이 단기 기억만 저장한다. 하지만 단기 기억이든 장기 기억이든 기억의 저장과정은 모두 해마에서부터 시작되고 대뇌피질에는 평생 사용하는 기억이 보존된다.

뇌간은 주로 호흡과 소화, 순환계 및 생식계 등 원초적인 생명을 관장한다. 그리고 뇌간에 망상체는 의식 상태를 조정하고 각성, 수면주기, 꿈 그리고 잠에서 깨어나는 일을 주관한다.

이처럼 사람의 뇌를 발생학적 관점에서 해부하면 신피질, 구피질, 뇌간과 대뇌기저핵이라는 3층 구조로 이루어졌다.

이 3층 구조가 각각 맡은 역할과 기능을 해냄으로써 사람의 정신활동이라는 총체적이고 신비로운 결과를 매순간 이루어내고 있는 것이다.

그러므로 총명해지려면 뇌의 세 층(신피질, 구피질, 뇌간)을 모두 활용하여야 하고 두 뇌의 혈액순환과 뇌의 신경회로를 원활하게 활성화시키기 위해서는 대뇌 에너지 충전 및 뇌간 에너지 느끼기 수련을 꾸준히 실천하면 뇌의 기혈순환을 촉진함으로서 뇌의 건강과 총명을 되찾을 수 있다.

②
두뇌의 송과체(면역시스템) 활성화 방법

송과체는 간뇌 속에 있는 솔방울과 같은 모양과 색깔로 길이 3-8mm, 무게 0.2g에 불과한 작은 기관이다. 송과체는 두뇌의 좌우 한 쌍으로 되어 있다. 양쪽 모두에서 뇌 내 호르몬이 나오지만 우측의 송과체는 거의 잠자고 있는 상태이다.

우측의 송과체는 개발하기에 따라 무궁무진한 혜택을 볼 수 있는 보물덩어리이다. 이곳에서는 자연치유력을 높이는 아세틸콜린을 비롯하여 멜라토닌, 토파민, 세로토닌, 베타 엔돌핀 등의 호르몬을 분비한다.

송과체에서는 멜라토닌이라는 호르몬 외에 T-임파구라는 인체 면역물질이 생성되는 것으로 알려져 있다. T-임파구는 우리 몸의 자체 면역시스템을 구성하는 중요한 세포이다. 인체의 각종 병에 대해 저항하고 스스로 치료하는 물질인데, 이 T-임파구의 계속적인 재생산과 활발한 움직임의 여부가 우리 몸의 건강에 직결된다는 내용이다. 현대

의학에 의해 밝혀진 송과체의 기능을 정리해 보면 다음과 같다.

첫째, 생체시계의 조절기능과 우주의 에너지 파동을 공진하는 기능도 있다.

둘째, 최근 쥐를 이용한 실험결과에 의하면 멜라토닌을 투여한 쥐의 수명이 30%까지 연장되었고, 뼈를 성장을 촉진시키는 기능이 있다.

셋째, 송과체에서 분비되는 멜라토닌 호르몬은 손상된 세포의 재생기능과 항노화, 항산화, 항암효과에 결정적인 영향을 미치는 기능이 있다.

넷째, T-임파구를 생성시켜서 인체 면역시스템을 만드는 데 결정적인 역할을 한다.

◆ 송과체 활성화 수련

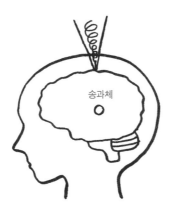

송과체는 머리 중앙 부분에 있는 솔방울 모양의 "내분비샘"으로 크기는 녹두알만한 호르몬 분비 기관이다.

① 간뇌 속에 있는 송과체를 이미지화한다.

② 백회를 통해 들어오는 에너지를 송과체까지 끌어내린다.

③ 계속해서 백회에서 기운을 끌어내려 송과체 주위에 에너지장이 생기도록 정신을 집중한다.

④ 송과체가 말랑말랑하고 부드러우면서 생기에 넘치는 상태를 바라보면서 앉거나 또는 서서 될 수 있는 한 몸을(엉덩이, 양발) 땅에 접지시킨 후 수련한다.

⑤ 백회에서 유입된 에너지를 "생기진동"이라는 작은 소리를 내면서 송과체에 강력하게 20분간 미세진동을 시켜 송과체에서 멜라토닌 호르몬 분비를 이미지화시키고 멜라토닌 호르몬이 분비되는 것을 느끼면서 수련한다.

● 나의 뇌에서 멜라토닌호르몬 건강 체크를 아래항목 총 9개 질문 중에서 해당하는 항목이 3개 이상이면 멜라토닌 부족상태이고 5개 이상이면 멜라토닌 수치가 위험수준이다.(한번 체크해 보자.)

☐ ① 갑자기 얼굴이 늙었거나 늙어 보인다는 이야기를 듣는다.

☐ ② 밤에 잠드는 데 어려움이 있다.

☐ ③ 자주 잠을 깨거나 한 번 깨면 밤을 새우기 십상이다.

☐ ④ 잠이 안 오면 어쩌나 걱정하며 잠이 든다.

☐ ⑤ 밤에 발이 너무 뜨겁거나 저리다.

☐ ⑥ 아침에 일어나 개운하지 않다.

☐ ⑦ 대체로 늦게 잠들고 늦게 일어난다.

☐ ⑧ 해외 출장을 다녀오면 시차적응이 심하다.

☐ ⑨ 흡연, 음주를 자주하거나 수면제를 복용한다.

3
간뇌를 활성화하여
잠재 능력 깨우기

인간에게는 좌뇌와 우뇌 사이에 또 하나의 간뇌가 있다. 간뇌는 대뇌의 중앙부에 자리 잡고 있으면서, 뇌의 각 부분의 분업을 이어주고 통일하여 이를 의식화하는 기능을 한다고 일컬어지고 있다. 그리고 간뇌는 우리 몸에서 감각 자극의 고속 처리기 역할을 한다. 즉 감각기관을 통해 들어온 정보를 분석하고 분석하여 그 결과들을 각각 대뇌피질의 담당부위로 옮기고, 되돌아오는 데이터를 다음 단계의 분석을 위해 재조립하는 기능을 하는 것이다.

이와 같은 간뇌의 정보처리 속도는 의식영역인 좌뇌와 우뇌에 비해 8만 배가량 빠르다. 따라서 초고속 정보처리 기관인 좌뇌와 우뇌, 그리고 간뇌를 모두 활용한다면 엄청난 속도로 책을 읽고 이해하는 초고속 정독, 순간기억, 뇌 천체를 이용한 초고속 전뇌학습 등을 할 수 있다.

하지만 지금 간뇌는 잠자고 있다. 그렇다면 어떻게 해야 간뇌를 활성화할 수 있을까.

간뇌가 활성화되지 않는 가장 큰 이유는 좋지 못한 외부자극과 잘못된 생활습관으로 뇌에 때가 끼어 있기 때문이다.

건강한 뇌를 만들려면 뇌에 끼어 있는 노폐물을 제거해야 한다. 뇌에 원활한 순환을 방해하는 이러한 물질을 한방에서는 담음痰飮이라고 하는데 뇌가 피로하고 좋지 못한 자극을 많이 접할수록 담음 혹은 뇌의 노폐물이 많아져 뇌의 원활한 활동을 방해하게 된다. 그러므로 첫 번째 간뇌를 활성화시키기 위해서는 간뇌 에너지 느끼기 수련을 하여 간뇌에 생기가 순환되어 간뇌세포를 활성화시켜 주어야 한다.

두 번째 간뇌계발을 위해서는 이미지Image 훈련 즉 영상화 자각 훈련을 해야 한다. 간뇌학습 방법으로 가장 쉬운 방법은 1분간 책장을 최대한 빨리 보고서(100쪽 이상) 생각나는 단어쓰기를 10분간 하는 것이다. 100개 이상 쓸 수 있도록 훈련을 한다.

물론 처음에는 3단어에서 7-8개 정도의 단어밖에 쓸 수 없을 것이다. 하지만 매일 2-3차례씩 하다 보면 100개 이상을 기억해 쓸 수 있게 되며, 그만큼 간뇌능력도 개발된다.

그 밖에 영어회화를 빠르게 듣는 방법으로 간뇌를 개발할 수 있다. 간뇌가 활성화되면 육감, 직감력, 예지, 예견, 초능력, 텔레파시, 송수신 등 차원 높은 정신활동이 가능하다.

이처럼 간뇌는 사람에게 있어 무궁무진한 잠재 능력을 제공하는 신비한 뇌이다.

④
두뇌의 기억력, 집중력 향상시키기

두 뇌의 신경세포가 활발히 활동하려면 무엇보다도 두뇌에 에너지 원과 그것을 태워 에너지를 만들게 할 산소가 충분히 공급되어야 한다. 뇌의 무게는 체중의 2%밖에 되지 않지만, 뇌로 흐르는 혈류량은 전체 혈류량의 20%가 된다. 그만큼 정신활동에는 많은 에너지가 요구된다.

두뇌가 건강하고 왕성히 활동하려면 뇌에 충분한 혈액이 공급되어야 한다. 혈액이 영양소와 산소를 공급해주고 신진대사로 발생한 찌꺼기를 가져가기 때문이다. 요즘 어린아이들에게 많이 나타나는 집중력결핍장애 같은 뇌질환 증상은 뇌의 특정부위로 가는 혈류량이 충분치 못해 나타나는 것이다. 아무쪼록 건강한 정신활동과 총명한 두뇌를 위해서는 뇌의 혈액순환이 매우 중요하다.

두뇌의 혈액순환과 뇌의 신경회로를 원활하게 활성화시키기 위해서는 대뇌 에너지 충전하기 수련을 꾸준히 실천해야 한다.

그리고 기억력을 향상시키기 위해서는 뇌의 측두부 안쪽에 양옆으로 하나씩 위치한 해마는 학습과 기억에 관여한다. 정보 분석은 대뇌 피질에서, 정보의 취사선택은 편도핵, 정보과거의 기억 및 경험은 해마에서 담당한다. 따라서 기억력과 창의력을 높이려면 해마 활성화가 절대적으로 필요하다.

첫 번째, 대뇌 에너지 충전하기 수련으로 특히 측두엽에 해마를 활성화시키고 두 번째, 시각, 촉각, 청각 등의 오감을 통해 해마를 활성화시킨다.

5

만성두통, 치매예방 및
중풍, 난치병 치료

인체의 질환을 크게 나누면 호흡기 질환, 순환기 질환, 소화기 질환, 신경계 질환, 대사분비 질환, 비뇨기 질환, 그리고 부인과, 소아과 질환으로 구분할 수 있다. 즉 인체에서 일어나는 모든 질환은 이상과 같은 병 증세에 속해 있으며, 난치병을 물리칠 수 있는 생기生氣는 모든 질환을 얼마든지 극복할 수 있다.

생기가 완전히 축척되어 경락의 균형이 빈틈없이 이루어지면 그것의 지배를 받는 오장육부의 기능이 튼튼해져서 병이 들거나 쇠약해지지 않고 건강한 상태로 장수를 누릴 수 있다.

퀀텀에너지 힐링 건강법으로 수련했던 수련자가 백회가 개혈되면서 살아 있던 생기가 정수리에서부터 척추 라인과 온몸의 경락으로 유통되면서 기존의 경락이 확장되거나 질병이나 체내 독소 등으로 인해 막힌 경락은 소통되면서 현장에서 머리 아픈 만성두통환자가 만성두통이 사라지는가 하면, 반신불수 환자가 정상으로 회복되고 10년 전부터 앓아오던 중풍환자가 걷게 되고, 또 심리적으로 소극적이었던 성격이 적극적인 성격으로 변하기도 한다.

목포에 살고 있는 오 교수는 필자와 1년 6개월 동안 자신의 가정집에서 코칭수련으로 척추 측만증이 완쾌되고 오랫동안 난치병으로 고생했던 통풍이 거의 완치되어 매우 기뻐했다. 필자는 계속해서 난치병으로 고생하는 이웃을 위해 더 많은 퀀텀에너지 힐링 건강법을 연구하여 이웃에게 많은 도움을 주려 한다.

생기 양자파동면역치유법
(대장암을 자연치유하다)

21세기에서 기氣는 즉 에너지는 파동(≡)과 입자※로써 존재하고 마음과 몸은 양자 에너지체로 서로 연결되어 교류하고 있다고 생각된다.

모든 양자量子들은 눈에 보이지 않는 에너지 파동이다.

아인슈타인은 양자역학에서 우주의 모든 물질을 쪼개고 쪼개다 보면 결국 더 이상 쪼개지지 않는 소립자(양자)라는 작은 알맹이가 되고 이들은 특이하게도 관찰자의 의지대로 또 기대하는 방향대로 움직인다는 사실을 밝혀냈다. 이는 아주 중요한 의미를 가지고 있다.

즉 모든 물질과 현상은 결국 마음과 의식(생각)에 따라 창조되고 있다는 말이다.

양자의학에서는 모든 사람의 마음과 몸은 양자Quantum의 에너지체로 서로 연결되어 교류하고 있다고 양자의학을 성립시킨 미국의 데이

비드 봄 박사는 말하고 있다.

우주에 살아 있는 에너지 즉 생기로 면역력이 강화되는 것을 양자파동의식으로 생각하면서 정수리 백회혈을 개혈하고 나의 몸속 척추뼈와 골반뼈에 생기가 축기되고 임맥과 독맥 경락이 활성화되면 면역력이 강화되고 자연치유력이 향상된다.

그리고 초양자파동의식을 가지고 생기수를 만들어 복용하면 모든 사람의 체내에서 경락과 혈액 속에 흐르면서 경락과 혈액을 자극하며 신진대사를 왕성하게 되고 각종 영양분을 신속하게 필요한 신체조직과 기관에 공급하고 자연치유력을 증강시키고 자율신경을 조절하여 정서적으로 안정하게 된다.

* 면역력을 강화시키는 방법

1) 백회개혈호흡 뇌 운동요법

2) 신경면역력강화 뇌 운동법

3) 생기 뼈 호흡법

4) 생기골수기공 수련법

5) 생기두개천골요법

6) 뇌림프관 활성화하기

7) 걸으면서 백회개혈 뇌 운동으로 신체활성화

과학적으로 연구해보면 우리 두뇌는 우주의 생기 에너지를 공명, 공진하는 두뇌로 창조된 비밀이 있다. 정수리 백회혈에서 우주 에너지가 두뇌에 유통될 때 뇌세포가 활성화되면서 막혔던 뇌경맥이 소통되면서 반신불수되었던 몸이 정상적으로 되는 것이다.

목포대 건너편에 살고 있는 오 교수 고향 선배인 양○○ 씨는 고혈압으로 뇌혈관이 터져 10년 동안 중풍환자로 살고 있었다.

양○○ 씨는 오른손 마비와 오른쪽 발이 심하게 마비되어 거의 걸음을 걷지 못했다. 다행히 언어는 소통하고 정신은 정상 상태였다.

필자는 마비된 오른팔과 발에 있는 사기를 뽑아내고 백회개혈호흡 뇌 운동법을 가르쳐 주었다. 그리고 필자가 오 교수에게 중풍재활치유법을 전수하여 직접 양씨를 치유할 수 있도록 환경여건을 만들어 주었다. 오 교수의 정성스러운 중풍재활 치유로, 현재 양 씨는 손과 발에 마비가 많이 좋아져 편안하게 걷고 있었다.

　뇌경색으로 혀가 마비되고 반신불수가 되어 한방병원에 입원 중에 있는 홍○○ 씨를 두뇌의 정수리에 있는 백회혈과 1센티 아래에 있는 뇌의 운동영역과 감각영역 부분에 10분간 그리고 중요한 경혈에 10분간 필자의 고파동 에너지를 전송하였더니 잘 걷지도 못하고 입이 비뚤어진 상태를 어느 정도 치유하여 걷기도 하고, 말을 할 수 있는 상태로 회복시켰다.

　지금도 환자는 백회개혈호흡 뇌 운동을 꾸준히 하고 뇌의 필요한 필수 영양소를 섭취하여 거의 몸이 회복되어 일상 업무를 하고 있다.

　아무쪼록 백회개혈호흡 뇌 운동을 성실히 해보면 뇌에 있는 뇌경맥을 소통시켜 뇌혈액순환을 활성화시켜서 뇌중풍에 자연치유가 일어난다고 필자는 확신한다.

3 척추측만증과 통풍치료

작년 봄부터 왼쪽 고관절이 찌릿찌릿하고 가벼운 통증이 느껴지기 시작해서 인근에 있는 모 대학부설 한방병원을 찾았다. 검사 결과 척추 측만증이 심하게 진행된 때문이라는 진단을 받았다. 또한 내가 7년여 동안 고통에 시달리던 통풍gout 역시 척추 측만증과 연관이 될 수 있다고 담당 의사가 말했다. 그래서 찾은 곳이 인근에 있는 피티니스 헬스센터였다. 이곳에서 나름대로 척추교정을 한다며 열심히 스트레칭을 하고 있었는데, 기공을 하면 허리를 곧게 할 수 있으니 도와주겠다고 말씀하시는 분을 만났다. 바로 유봉환 선생이셨다.

다음의 이야기는 어느 환자분의 수련 체험담이다.

매주 월요일 오후 7시 30분부터 약 1시간 30분 정도씩 이론과 수련을 우리 아파트 거실에서 했다. 정공靜功은 호흡이나 의념에 의하여 행할 수 있으나, 유 선생이 지도하시는 방식은 의념에 의한 것이었다. 기공氣功의 원리가 '심기혈정'의 흐름이고, 이것은 생각 자체가 바로 에너지의 흐름이기 때문에 가능하다는 이론을 말씀하셨다. 백회혈 위쪽에 있는 회오리를 잡아당긴다는 생각을 강하게 집중하면 백회혈이 열린 다고 하셨다. 처음에 유 선생께서 '의념에 의한 진동'(나중에 이것이 자 발공과 같은 것임을 알았음)을 시범을 보이실 땐 과연 저렇게까지 될 수 있을까 하고 의아해하기도 했었지만, 강한 의념으로 온몸을 진동시키 면서 인체경락을 여는 모습인 것을 몇 달 후에 깨달을 수 있었다.

처음엔 반가부좌 자세에서 등을 곧게 펴기도 어려웠고 발이 자주 저려왔다. 때문에 1시간의 수련이 길게 느껴졌다. 유 선생께서 척추 라 인을 강화시키는 게 중요하다 하시며, 백회의 에너지를 미골까지 끌어 당기도록 훈련을 시키셨다.

처음에는 오랫동안 집중하기가 어려웠고, 마음이 불편한 일이 있을 때는 더욱 집중이 힘들었다. 결국 다른 생각을 떨쳐버리려는 생각이 집중력을 저해한다고 느끼고, 오직 백회혈 위의 회오리에만 정신을 집 중하니 다른 생각들이 저절로 사라져 버리는 것이었다. 또한 강한 단 전호흡(무식)으로 기를 당기려는 나의 시도를 '호흡에 신경 쓰지 말라.' 며 가르쳐 주셨다.

유 선생께서 간혹 백회혈에 직접 에너지를 넣어 주실 때는, 그날 밤 은 뇌가 밤새도록 꿈틀거리는 느낌을 받았다. 수련을 시작한 지 약 3 개월이 접어들면서 백회에서 기운이 느껴지고, 이 기운이 척추로 연 결되는 것을 느낄 수 있었다. 이때부터 몸 전체에서 가벼운 진동이 시작되었고, 등줄기로 뜨거운 기운이 흐르는 것을 느낄 수 있게 되었다. 강하게 의념을 끌어오면 온몸에 땀이 나면서 전율이 발끝까지 느껴졌다.

백회혈이 열린 후 내 몸에 진동이 생기고 점차 척추가 곧게 펴지면서 등줄기에 기운이 가닥 찰 때는 두두두둑 하면서 허리가 교정되는 소리가 들리곤 했다. 새벽시간에는 별도로 헬스센터에서 척추강화 훈련을 하였는데 그러다 보니 척추가 교정되는 느낌이 들었다. 재미있는 것은 척추가 교정될 때면 앞가슴의 뼈도 가끔씩 두둑하고는 바로 잡히는 것이었다. 백회를 열어 따뜻한 기운을 척추 라인에 수십 차례 왕복(백회-선골 사이)시켰다. 눈을 감고 척추 라인을 내려다보면 척추 마디마디가 보이는 듯 생생하게 느껴지는 것이었다. 스트레칭을 하다 보면 왼쪽 골반이 틀어지고 그 주변의 근육들이 많이 굳어 있었다. 척추 측만증이 골반뼈뿐만 아니라 몸의 골격을 앞, 뒤로 흔들어 놓았구나 하고 생각하면서 척추 라인을 강화시키는 훈련을 열심히 했다.

노궁혈과 용천혈을 여는 데 도움이 되었던 수련 방식은 참나무를 껴안거나, 기감이 좋은 땅을 이용하는 것이었다. 노궁혈을 자극하면서 뼈를 강화시키는 목적으로 참나무 채기법綵氣法을 실습했다. 이것은 참나무를 몸의 일부로 생각하고, 소주천의 회로에 포함시키는 방식이었다. 또한 왼손의 노궁혈로 참나무의 기를 끌어와서 대추혈을 거친 다음 오른손의 노궁혈로 방사하는 훈련도 했다. 산속의 기감이 좋은 곳

254

에서 양말을 벗고, 땅의 기운을 허리의 명문까지 끌어 올리는 수련을 했다. 이렇게 하여 노궁과 용천에 기감을 느끼게 되면서 매주 주말이면 인근의 산을 찾게 되었다. 물론 산속에서 몇 시간씩 이러한 훈련을 했다.

수련 1년이 지나면서 인당혈(상단전)이 열리기 시작했다. 잠들 무렵 가볍게 주천을 행하면, 곧 인당혈에 렌즈의 초점 같은 기운이 뭉쳐지면서 간혹 총천연색의 그림들이 펼쳐지기도 했다. 어떤 때는 어려 형상들이 보일 때도 있었으나, 유 선생님의 말씀대로 그러한 형상들을 무시하면 곧 사라지곤 했다. 시계방향으로 회전하는 의념의 에너지를 인당혈로 끌어들여 주천시키거나, 축기를 한다거나, 손바닥으로 방사하는 연습을 틈틈이 했다. 연구실 밖의 소나무와 의념을 나눌 때는, 반시계방향으로 상단전을 회전시켜서 나의 의념의 에너지를 소나무에 보낸 후 소나무를 감싸면서 회전시켜서, 이 에너지를 다시 상단전의 의념으로 노궁혈로 끌어들여 주천하는 연습을 몇 분 행하면 송진 냄새를 느낄 수 있었다.

'퀀텀터치'(리처드 고든 지음)란 책을 보면 '물 충전하기'라는 대목이 나온다. 생명 에너지를 수천조의 세포에 동시에 보내려면 기파동수를 만들어 마시면 된다는 이야기다. 인체의 모든 세포가 새로운 생명력을 얻게 되고, 에너지의 축적이 세포 단위에서부터 가능하다는 유 선생님의 말씀이셨다. 기파동수를 마시면 자신의 질병치유는 물론 타인의 질병도 자신의 축적된 에너지를 이용하여 치유케 할 수 있다고 하셨다. 매주 수련을 마치고 나면 유 선생님께서 기파동수를 만드셨다. 정수기에서 나온 물을 플라스틱 그릇(12리터 정도)에 담은 후 기를 방사했다. 기 방사를 하시면 물의 표면에 동그란 파동이 번져 나간다. 처음에는 잘못 봤나 했으나 내공을 쌓으신 결과로 노궁혈에서 강한 기파동이 나간다고 인정하지 않을 수 없었다. 나도 이 물을 마시면서 통풍에서 해방되었고, 어떤 날은 하루 종일 아무것도 먹지 않고 이 물만 2리터 정도 마신 적이 있었는데 배고프거나 힘이 빠지는 것을 느끼지 못했다. 나도 편찮으신 어머니를 위하여 내가 직접 기파동수를 만들어 드린 적이 있었는데, 고로쇠 물을 마시는 것 같다는 어머님의 말씀이 있으셨다.

유 선생님께서는 우리가 배우는 기공의 목표를 '기치유'와 '하나님께 영광 돌리기'에 투자하셨다. 이를 위하여 탁기 제거법, 통기법, 기보충법 등을 전수하셨다. 기 수련 1년이 지나면서 '치유실습을 할 만큼 실력이 쌓였다.'는 유 선생님의 말씀에 따라, 중풍으로 10년째 고생하시는 양모 사장님 댁을 방문했다. 오른쪽 발목이 꼬이면서 걸으려면 거의 발등을 이용하시는 분이셨다. 발등이 아니라 발바닥으로 걸었으면 얼마나 좋을까 하셨다. 이분 댁을 16회 다니면서 치유실습을 하는 동안 드디어 양 사장님의 발목이 펴지면서 발바닥으로 걸을 수 있게 되었다. 물론 그분의 탁기가 나에게 침투하여 내 몸에서 나는 '쓰레기 타는 냄새' 같은 느낌으로 며칠간 고생하기도 하였지만, 정성스런 기치유

256

가 이루어낸 '하나님께 영광' 돌리는 일이었다.

또 다른 사례로, 나의 어머님께서 오른 무릎이 퉁퉁 부으셔서 신경외과에 다니셨는데, 별 차도가 없으셨다. 노인성 무릎 관절염이라 되도록 걷지 않는 게 기를 내리는데 좋다는 담당의사의 말씀이셨다. 때가 구정 연휴라서 어머께서 음식 장만으로 무릎에 무리가 간 상태였다. 자신이 서지 않아 여러 번 망설이다가, '어머니 제가 한번 낳게 해 드릴게요.'하고 입을 열었다.

자식이 기수련 하는 것을 모르셨던 어머니는 농담으로 여기셨지만, 양 사장님의 사례를 말씀드렸더니 무릎을 보여주셨다. 어머니를 의자에 앉게 한 후, 먼저 임독맥의 탁기를 제거했다. 아픈 부위에 통기법을 행하면서 '무릎 근육이 이완되고 있어.' 하는 강한 의념을 상단전에 형성시켰다. 다음엔 어머니의 양쪽 용천혈에 나의 손바닥을 대고 내 모든 에너지를 어머니께 드린다는 생각으로 기를 넣어 드리면서 내 몸의 주천을 했다. 또 어머니의 양쪽 노궁혈에 나의 손바닥을 대고 어머니의 탁기를 내 몸으로 다 끌어 드린다는 의념을 가지고 어머니의 척추를 중심으로 소추천을 해 드렸다.

마침 순천대학교의 모 교수님이 그분의 의념만으로 내 몸의 기를 소주천시켰던 피경험이 있던 터라, 내 몸의 기를 이용하여 어머님의 소주천을 돌리는 일은 쉽게 생각되었고 자신도 있었다. 이렇게 40~50분을 치유받으신 후, 어머니께서는 내가 즉석에서 만든 기파동수를 3잔 드셨다. 그런 후에 어머니께서는 잠자리에 드셨다. 다음 날 아침 어머니께서 하신 말씀은 '너, 용하다고 소문나겠다.'고 하셨다. 밤에 한 번도 안 깨고 편히 주무셨고, 통통 부었던 어머니의 무릎이 홀쭉해진 것이었다. 아, 유 선생님께 감사하여라!

체험 사례

4 파동 에너지를 손에서 침으로 전송시켜 환자치료를

　미국 시애틀에 사는 한의사 이미정입니다. 2016년도에 친척들도 만날 겸 자연치유 대체요법인 흉골요법을 배우러 잠시 한국에 들렀다가 우연히 유봉환 원장님을 만나게 되었습니다. 그리하여 백회개혈호흡 뇌운동요법을 배웠거니와 원장님의 도움으로 백회혈과 임독맥 경락이 열리고 또한 척추선의 세슘관이 활성화되고 있습니다. 척추선의 세슘관이 활성화되면 양손에서 강력한 파동 에너지가 나온다고 합니다. 저는 이 파동 에너지를 손에서 침으로 전송시켜 환자의 막힌 12경락을 신속하게 소통시켜 환자를 치료하려고 합니다. 저에게 귀중한 운동요법을 가르쳐 주신 유봉환 원장님 정말로 감사드립니다.

만성두통치료 및 집중력 강화

저는 잦은 컴퓨터 작업과 밤을 새는 연구로 두통에 시달리며 쉽게 잠이 들지 못하는 상태였습니다. 그러나 유 코치님의 뇌운동요법을 통해 두뇌기능을 활성화하는 방법론을 배우게 되었고 스스로 병을 고치는 놀라운 경험을 하게 되었습니다. 지금 저는 두통이 오면 더 이상 진통제와 커피로 몸을 혹사시키지 않습니다. 오히려 몸을 가볍게 만드는 자연치유를 통해 활기를 되찾고 더욱 열심히 연구에 매진할 수 있게 되었습니다.

① 브레인 힐링 에너지 코칭 교육과정 대상자

① 비즈니스, CEO, 중간관리자 건강을 위한 브레인 힐링 에너지 코칭

　　— 기억력, 집중력 강화, 만성 두통, 피로 해소, 성인병 예방

② 핵심인재(IT, BT, 연구 개발자) 건강을 위한 회사 연구그룹 코칭

③ 목회자, 평신도 건강을 위한 브레인 힐링 에너지 코칭

④ 브레인 힐링 에너지 코칭 수련 과정

　　(a) 개인 코칭　(b) 그룹 코칭　(c) 단체 코칭

⑤ 브레인 힐링 에너지코칭 전문지도사 및 치유사로 활동하실 분

② 퀀텀에너지 치유코칭 교육과정 대상자

① 퀀텀에너지 치유법으로 자신과 가족의 건강을 돌보고자 하는 분

② 새로운 기치유법을 배우려는 기공사

③ 종교지도자, 의료계 종사자(한방전문의, 간호사, 물리치료사)

④ 중풍, 반신불수, 재활치료를 위한 에너지 치유 활동하실 분

⑤ 은퇴 후 전문 에너지 치유사로 활동하실 분

③ 브레인 치매예방 전문지도사 프로그램

교육과정	대상	교육 프로그램	교육기간	비고
연구원 과정	치매예방 교육에 관심 있는 분	1. 치매의 원인 및 종류 2. 치매예방을 위한 뇌 운동요법 3. 백회개혈 호흡 뇌 운동요법 4. 대뇌 에너지 충전하기 　(전두엽, 측두엽, 두정엽, 후두엽) 5. 치매예방을 위한 자율진동하기 6. 걸으면서 백회개혈 운동하기 7. 뇌 림프관 활성화하기 8. 뇌간 에너지 느끼기 수련 　(간뇌, 중뇌, 소뇌, 연수, 척수) 9. 치매예방 뇌기공 요법 　① 간뇌 호흡 수련법	10개월	

④ 브레인 뇌력학습 코칭전문지도사 프로그램

교육과정	대상	교육 프로그램	교육기간	비고
연구원 과정	뇌력학습에 관심 있는 분	1. 뇌의 삼층구조와 기능 2. 대뇌변연계와 감정기억의 메커니즘 3. 뇌 정수리 백회개혈하기 4. 대뇌 에너지 충전하기 　(전두엽, 측두엽, 두정엽, 후두엽) 5. 우리 아이를 위한 뇌력 학습방법 　① 주의력이 결핍된 아이들을 위한 　　뇌력학습법 　② 언어능력이 미숙한 아이들을 위 　　한 뇌력학습법 　③ 기억력이 부족한 아이들을 위한 　　뇌력학습법 6. 생기건강복식호흡법 7. 뇌 림프관 활성화하기	6개월	

⑤ 브레인 에너지 건강코칭전문지도사 프로그램

교육과정	대상	교육 프로그램	교육기간	비고
초급연구원 과정	건강코칭에 관심 있는 분	1. 뇌 정수리의 백회개혈하기 2. 척추선의 세슘관활성화와 면역력 강화하기 3. 척추관 통기치유와 통증해소 4. 생기뼈 호흡법	6개월	
중급연구원 과정	초급과정을 이수한 분	1. 임맥경락 소통하기 2. 독맥경락 소통하기 3. 임독맥경락 순환하기 4. 장심혈과 용천혈 개혈하기 5. 생기골수기공 수련법	6개월	

⑥ 브레인 힐링 에너지 뇌졸중 재활 치유사 코칭 프로그램

교육과정	대상	교육 프로그램	교육기간	비고
고급연구원 과정	중급과정을 이수한 분	1. 뇌 정수리의 백회개혈하기 2. 대뇌와 뇌림프관 활성화하기 3. 기문혈 자극 요법과 중풍 재활 치유법 4. 브레인 고파동 에너지 치유법 5. 생기두개천골요법과 탁기 제거법	12개월	

⑦ 퀀텀에너지 치유사 전문코칭 프로그램

교육과정	대상	교육 프로그램	교육기간	비고
중급연구원 과정	초급과정을 이수한 분	1. 백회개혈 및 척추선의 세슘관 활성 　화하기 2. 척추와 골반자세 교정하기 3. 장심혈과 용천혈 개혈하기 4. 생기골수기공 수련법 5. 퀀텀에너지 모으기 6. 퀀텀에너지 경혈진단법 7. 퀀텀에너지 치유법 8. 퀀텀에너지 장기치유법 9. 퀀텀에너지 타인치유법 10. 생기두개천골요법과 탁기 제거법	18개월